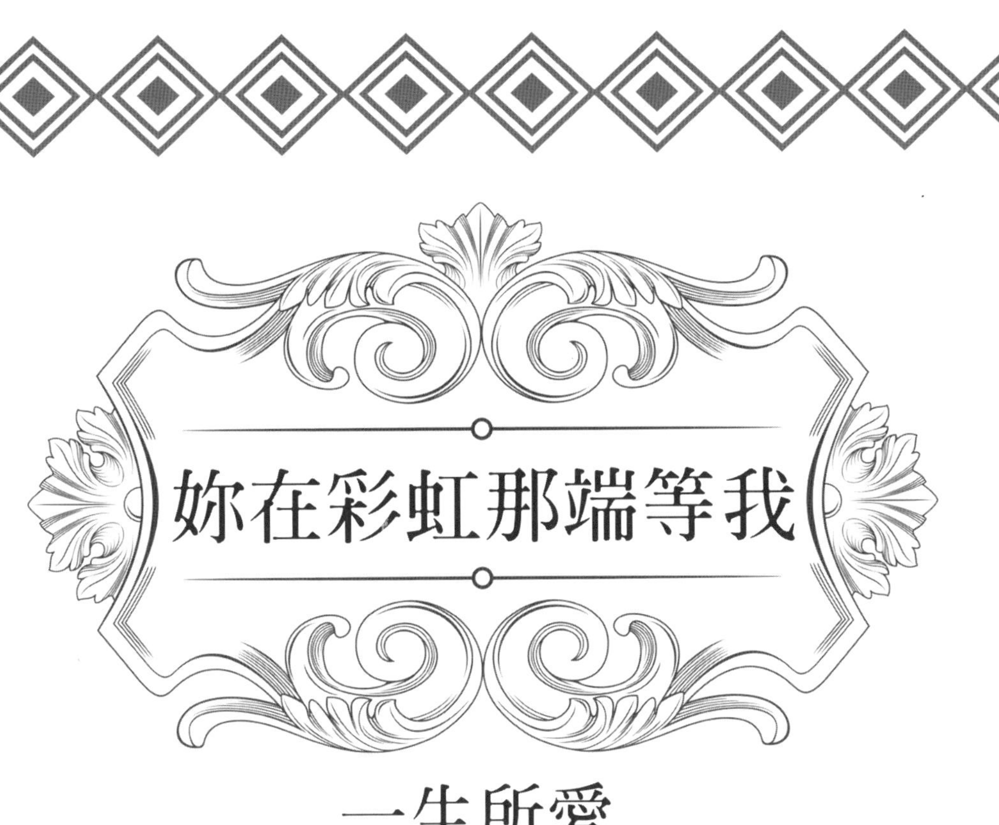

妳在彩虹那端等我

一生所愛

尤命・蘇樣 著

一生所愛

—僅以此書獻給天父，摯愛小茵，還有娃娃

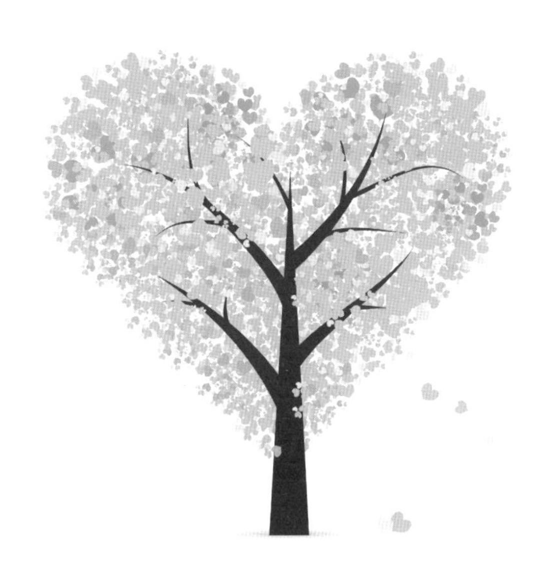

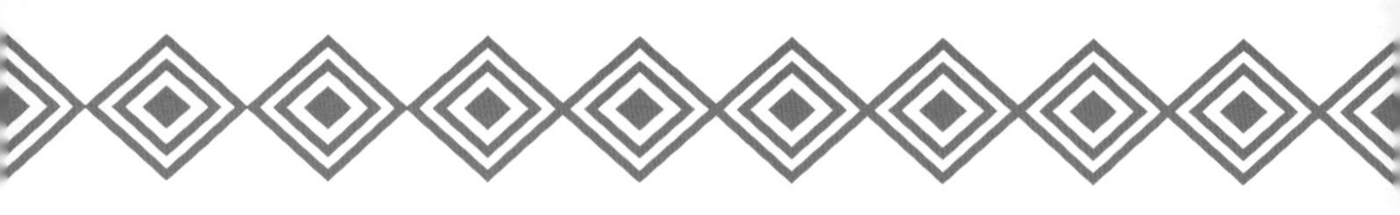

目錄

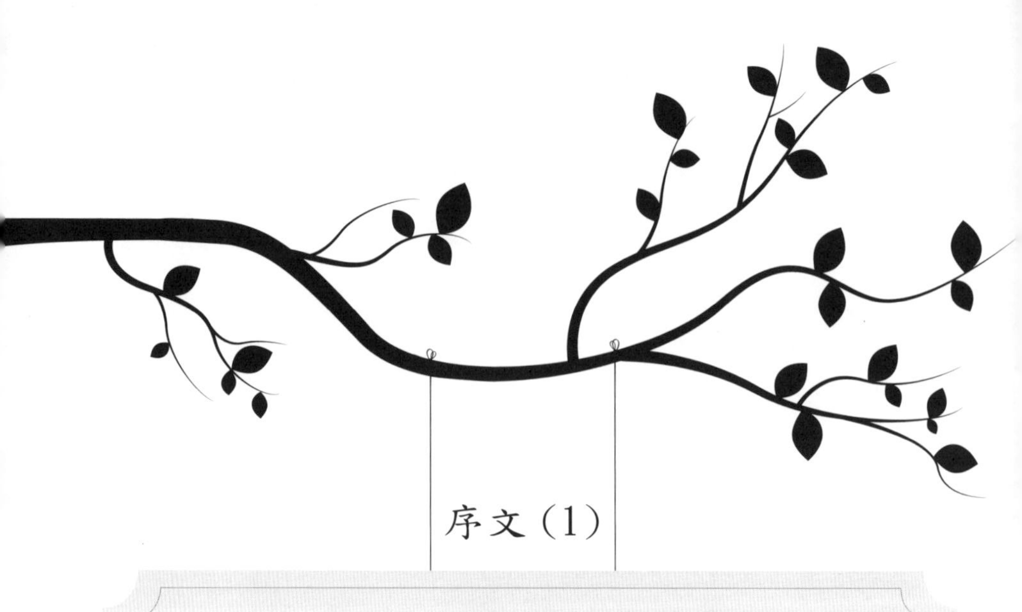

序文（1）

現在，讓我們珍惜摯愛

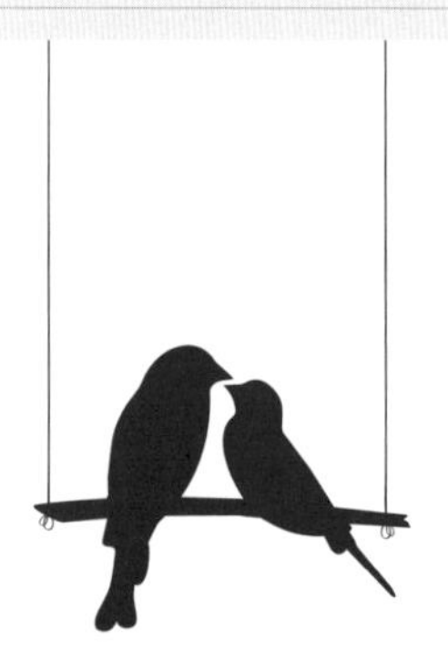

2023 年 1 月 3 日這一天，我坐下來讀了尤命寫給亡妻的一本書，準備為它寫序。

去年 10 月，尤命發 Line 給我，告訴我他要寫一本給小茵的書，請我為他的書寫序。當時我正在忙著競選，短期目標實在無暇兼顧其他事，但我腦海裡浮現出尤命在愛妻的追悼會上，抱著女兒流著眼淚向我致謝的畫面；靈堂上小茵的照片如此年輕美麗，卻已離開摯愛的親人……

我於是答應下來，為尤命的書寫序。

但是選後忙著謝票、就職，答應尤命的事一直未著手。直到 1 月 3 日這天才坐下來，閱讀他用滿滿思念寫下的給愛妻的書……

我發現了一個巧合，小茵是在 2021 年 1 月 3 日檢查出罹患肝癌末期，肝臟長了 13 公分大的腫瘤，醫生宣布小茵的生命最多只剩 6 個月……

從 2021 年 1 月 3 日到 2023 年 1 月 3 日，整整兩年，小茵從尤命拚盡全力的想要治好她，到離開；再到尤命拚盡全力的以寫書抒發他對小茵的思念，以及對生命、對主的感情與愛，這份心意和心路歷程，讓我覺得既感動又有意義！

尤命蘇樣是我認得的原住民朋友中，最帥、最有才氣的一位。初識他時，我當立委，他當電台主持人、報紙發行人，後來他也開過原民風味的餐廳，做過露營民宿的經營管理，活的豐富而多姿多彩，但他和小茵的故事却是我不熟悉的，通過他所寫的「一生所愛 - 妳在彩虹那端等我」，我一點一滴的體會了他用文字抒發那段陪伴愛妻跟上帝搶生命，渡過人生最後一哩路，以及愛妻走後一個人艱難又煎熬的日子…我想這本書不只是寫給小茵，更是寫給天下有情人，以及失去摯愛的人，這是一個愛與重建的療癒過程，每個人都可能經歷。

我的家人中也有罹癌過世的，包括我的婆婆、小姑，婆婆年老罹癌過世，小姑仍在盛年也罹癌，罹癌後被宣布無救，但她仍抱著一絲期盼，幾經開刀進行大手術，最後還是離開…在她們治療的過程中，病人的痛苦，家人的憂心煎熬，我頗能體會。醫學不斷進步，但癌症仍是人類難以完全抵抗的惡疾，看看郭台銘富可敵國，却敵不過癌症奪去妻子、弟弟…

每個人都有他紀念親人的方式，郭台銘捐出鉅款建立癌症專責醫院，創立公司研發抗癌治療藥物；我的大學學長朱全斌，寫出一本一本的書，紀念一生摯愛的妻子；媒體人轉型為企業家的詹宏志，用學做太太會做的菜，寫書，請朋友品嘗太太招牌菜的方式，紀念摯愛；而尤命也是用這本追憶小茵發病和治療的過程的書，紀念他的摯愛！

其實，尤命他們是幸福的，因為他們能用自己的方式面對失去妻子的人生，有多少人，沒有他們的才氣、能力，找不到特別的紀念方式，而陷於長期苦痛、思念，甚至懊惱中。也許，可以讓我們從尤命分享的刻苦銘心的愛與思念中，得到一些慰藉與救贖。

而更重要的是，當你還擁有健康的自己和親人時，不要忘了擁抱他們、愛他們。珍惜摯愛，從現在起更要拚盡全力！

現任台北市議員
秦慧珠

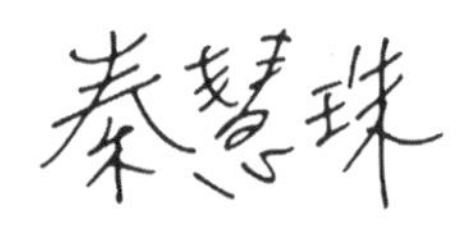

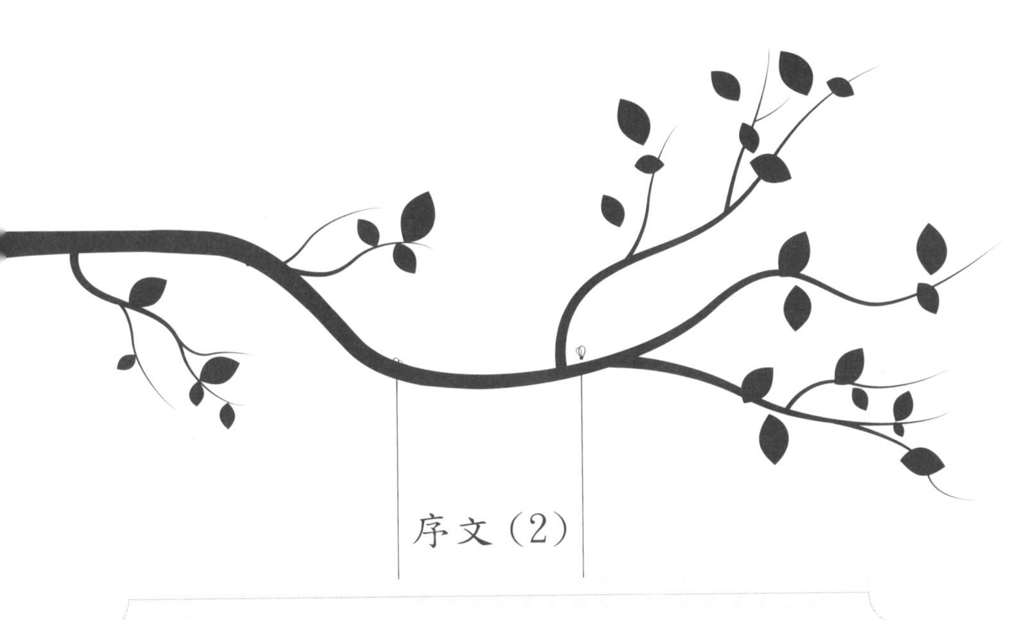

序文（2）

問世間情為何物，直教人生死相許

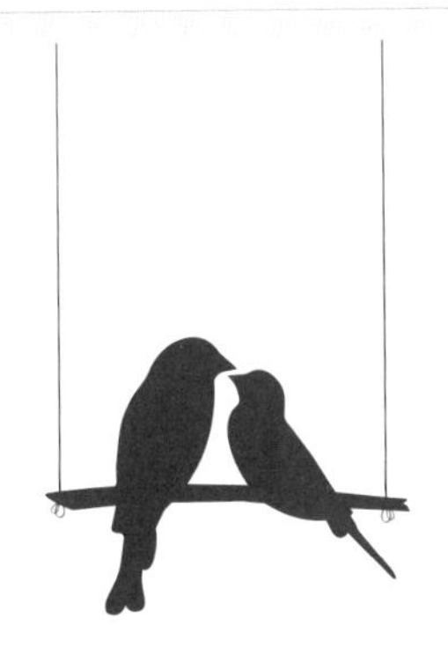

認識尤命兄，是在一個偶然的機緣裡，幾年的相處言談、生活交錯間，經常聽起兄憶起與小茵的相處時光，話不多，更多的卻是沈思，而兄在目光中流露出的情感，不是矯情，不是做作，而是一份發自內心的深深思念。

100 天，對許多人來說只是在數十年的生命歲月裡一個短短的時光，卻是兄與嫂的生命大轉折；罹癌者從發病到治療與離世，對許多有類似經歷的家庭來說，都是不可承受之重。肉體上的病痛固然難忍，精神上的壓力更是折磨，生命與人性的脆弱，對患者與照護者來說，不只是考驗，更是煎熬；兄獨立扛起照護之責，家居生活、病榻之間，人前歡笑，人後的不捨與傷痛，兄都獨自忍吞，對嫂的愛在筆觸之間細膩流轉，更讓讀者心緒隨之起伏蕩漾。

生與死，本是歲月時光中的兩條平行線，兄與嫂的愛，在娃娃的誕生後讓兩人從生死的平行線中交錯並繼續緊緊纏繞，兄將對嫂的愛與思念投注在對娃娃的細心照料上，疼寵而不溺愛，謹慎而不嚴厲；娃娃的聰穎與貼心，在眉宇與靈巧與嫂竟是如此神似，彷彿是化身，更是天使。

愛情與親情的流轉，讓兄嫂的愛情持續發熱，娃娃的笑顏，彷彿精靈在世間不斷飛舞，見證兄與嫂堅貞的愛情，也讓生命之火繁衍延續。

愛，讓我們無所畏懼；因為愛，讓生命更加強大。

名電視評論

康仁俊 2022.12.25

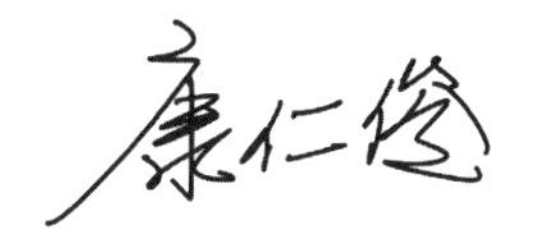

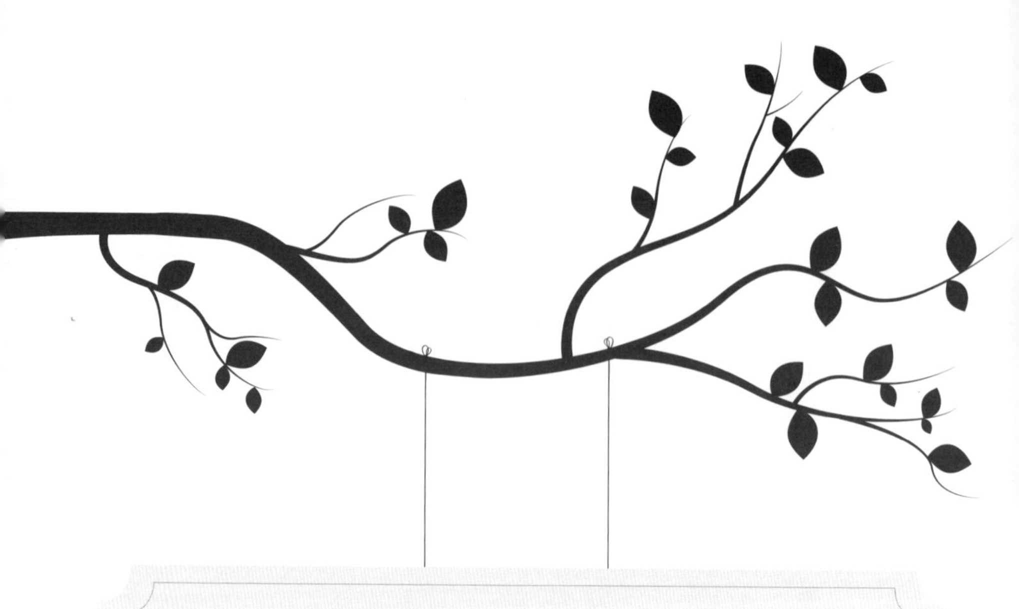

尤命與天父之間的對話

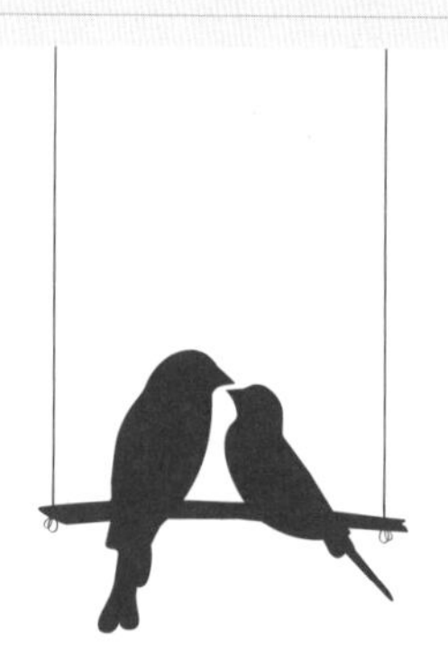

我叫尤命，我的家鄉在台中縣和平鄉的達觀部落，純樸與世無爭，從小我就篤信基督教，因為媽媽曾說我出生的那一天牧師來家裡按頭受洗，所以直到今天即便沒有全身受浸，我都一直認為我是基督徒。初期在家裡原住民的部落幾乎都上長老教會，我卻一直對著老教會有一種過不去的門檻，因為每次在教會長老講到聖經的十誡講的一本正經，但私底下他卻在部落娶二個老婆，對我而言小小心靈就無法接受這樣的長老。當完兵來到北部桃園創業，後來又到台北工作，我嘗試去長老教會上禮拜，可是我找不到自己所想信仰的基督。

目前家鄉老家因 921 大地震全垮，父母親又都回天家，所以已經沒有人居住了。第一次在台北上禮拜要追朔到 2000 年前，那時第一段婚姻搖搖欲墜，在忠孝東路四段地下室的以琳書房上禮拜，這個教會的牧師是有名的流氓牧師呂代豪，「流氓牧師」的故事《收刀入鞘》曾搬上大銀幕，也常在教會聽呂代豪牧師由竹聯幫人物到金盆洗手，奮鬥讀到博士，最終成為基督教牧師的感人故事！對我而言是很激勵人心的。我曾經問呂牧師說，「如果很少上教會會是什麼樣的光景，還算虔誠基督徒嗎？」牧師跟我說：「教會就像一個火爐裡面的木炭，大家都在火爐裡面，木炭是會越燒越旺，如果你很少回到教會，就好像這個小木炭脫離了爐火中心，到了外面光一個木炭只會慢慢的熄掉，也就會沒有信心沒有了凝聚力量，即便常常禱告，力量還是慢慢會薄弱的。」後又因工作關係疏離教會，直到認識小茵，小茵也希望上教會，於是透過朋友介紹找到了士林靈糧堂，我們才漸漸再次地接近耶穌。

說到靈糧堂，是我跟小茵認識以後一起去尋找的教會，最後兩人都在士林的靈糧堂落腳，我們喜歡聽劉群茂大牧師的講道，肢體語言非常豐富，講道會講到心裡頭。劉牧師經營教會多年，讓一百人教會成長到四千人，每星期還得分四次做禮拜，才能容納所有信徒。所以我跟小茵有一年的時間都到士林靈糧堂上教會，感受有樂隊氣氛非常的喜樂，所以我們很喜歡這樣子的教會氛圍。

後來有一段時間因為工作的關係，上教會的次數也就少了，再加上小茵工作關係到大陸有 8 年的時間，也沒有人陪我上教會，所以上教會幾乎是有一搭沒一搭的，所以慢慢的疏離了主耶穌。過去曾經也有一段時間在工作上常常不如意，或者洽談事情時都會信心不足，但是在信心不足時會隨手翻開聖經，聖經就會跳出對我有幫助的章節，這方面，聖經對我的益處真的是想像不到的。我所經歷的上帝，祂在我的人生中很願意和我對話，雖然好像發一個短訊一樣，我不會知道祂何時回覆，但天父的回覆，每次都主宰我人生的重大決定。

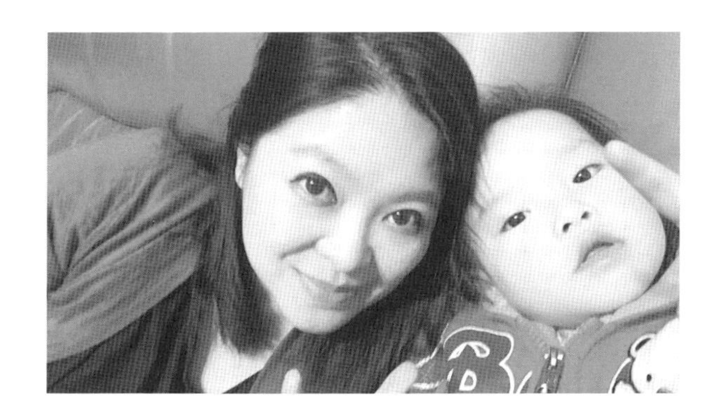

馬可福音 9 章 23 節耶穌對他說：「你若能信，在信的人，凡事都能。

以弗所書 3：17 — 19 使基督因你們的信，住在你們心裡，叫你們的愛心有根有基，能以和眾聖徒一同明白基督的愛是何等長闊高深，並知道這愛是過於人所能測度的，便叫神一切所充滿的，充滿了你們。

基督浸信會在埔里有個水頭山莊，陳曜群牧師在此牧會，我在這裡也委託管理了一段時間的露營區，也常常跟牧師談主耶穌與聖經的一些問題。我曾經問牧師：「在我的生命當中，常遭受到很多的言語霸凌，甚至樹大招風，幾乎箭刺滿身，我要怎麼去看待這樣的事呢 ？」陳牧師說：「其實我們每一個在世的人都沒有權利去說別人，因為我們都是罪人，唯獨只有上帝可以說我們，可以赦免我們的罪，所以即便是牧師我自己都無法去說你如何，因為牧師我自己也會犯錯，所以犯錯的人怎麼去說別人呢 ？」 他接著說：「所以別人怎麼說說你不用太過苛責，只要你相信上帝信仰祂，必定這些風風雨雨都會過去。」

面對離婚，我始終用寬容的心回到天父懷抱，始終懷著謙卑的心，思考著為何會導致這種結局，我們沒有誰對誰錯，唯有謙卑的懺悔者，回到天父的懷抱，天父才能在未來為我的家庭能成就好事。有人說世上最偉大的報復就是寬容，從自省當中的生活，開始尋求天父，好讓我可以學習去愛心中的神。

懇求天父讓他理解祂的話語和作為，學習透過耶穌基督，也就是父神完美的形象，去看待天父。（歌羅西書一章 15 節）

我媽媽的善良與純樸個性從這裡一覽無疑，當我認識小茵後，有一天帶著小茵去見媽媽，那個時候媽媽還沒有中風，行動還很自如 ， 她看到我跟小茵手牽著手，我介紹說：「媽媽，這是小茵。」然後他就用母語的話跟我說：「你們兩個在一起相處了，就趕快結婚吧，不要讓人家家人講話，也是教會的戒律。」我的信仰全部來自於媽媽的諄諄教誨，媽媽曾經告訴我「你離開上帝就是會離開我，因為你沒有信仰，你離開了人世回天家你就找不到我了。」平常看媽媽中文不太會說，由於母親是受日本教育的，也會參雜一些日語跟原住民的母語，可是聽她禱告她可以淘淘不絕，真感受得到上帝在她身上做的工。

我有六個兄弟一個姐姐，小的時候，總會感受到母親嘮叨幾個大男孩子，我一直認為母親最寵我，從要去山上工作都要我留下來顧家看書就可看出端倪，其他兄弟都得上山做苦力。所以我對母親，感情上總是覺得和她有更多的愛。

隨著年齡的增長，從別人的目光中，我感覺到我是一個乖巧的男孩。為了讓我遠離部落壞習慣，母親對我管教很嚴：因家地處偏遠，從國中到高中都是住宿在學校，總是耳提面命、三令五申要我遠離菸酒賭，直到今天我言聽計從的不抽菸不喝酒不賭，也許這就是我對媽媽從小呵護我的唯一回報。

其實談到我媽媽，就不能不談另外一個媽媽，也就是小茵的媽媽，我的岳母，我的岳母真的是非常賢慧沒有脾氣的好媽媽，從來沒有看過他跟我岳父鬥嘴吵架，心地善良所以幾乎有幾十個乾女兒，連小她 3 歲的阿姨都要叫她一聲乾媽，就是因為她太富有愛心，太關心別人，所以呢大家都非常的喜歡她，都樂意當她的乾女兒，與小茵認識沒多久就住進她們家，一直到結婚到現在都是。

平常最喜歡吃岳母做的菜，有媽媽的味道，平時，穿著岳母洗曬過的乾淨衣服或睡的毛毯，心裡有種特別的幸福。我和小茵結婚以後，很快就有了娃娃，岳母平常幫我們照顧得無後顧之憂。

有時候，主會透過其他人來回應我的禱告。好朋友、丈夫或妻子、父母、其他家人、教會領袖、傳教士等，這些人的言行都有可能受到靈的啟發。有個例子我有一次需要去花蓮跟朋友拿回業務款項，但又沒信心能不能取回款項，因為這家公司已好幾次無法如願的請款。剛好，住在松山區大道路的一個阿姨（跟我媽媽是莫逆）來敲門，說：「你媽媽常跟我說要常來看你幫你禱告，所以就來看看你想跟你一起禱告。」這個阿姨問我：「你目前需要我幫你代禱什麼嗎？聖經上說過就算世人無人能信，祂的子女也可以完全信靠天父。」

我說：「我今天要去花蓮跟朋友拿回業務款項，但又沒信心能不能取回款項的憂慮。」阿姨就為此我們同聲禱告。當我從松山機場到花蓮，一路上我平靜無比，到了業主那我順利的拿回我的款項。的確，神常常給我們能力去回答自己的禱告。我們祈求幫助時，應該要盡一切所能去促成自己所渴望的事物。

10 年前一個朋友想申請合作社，因為他沒有設合作社的申設地點，又不熟悉如何申設，所以透過台北市原民會的朋友要求我幫他忙，於是借我的辦公室當社址，電話也就裝在我辦公室這裡，所以核准申設好後，有產生所謂的電話費 6850 元的費用沒繳，他告上法院，我當時辦公室因營運問題搬了好幾個地方，所以檢察官傳我三次都未收到傳票而遭通緝，我根本不曉得我已經成為通緝犯，我還大辣辣的去參加這朋友舉辦的活動，然後他竟忘恩負義，當場報警說我是通緝犯，就這樣我就莫名其妙的被警察抓起來送到看守所。在法庭上，檢察官看到我的學經歷，又是報社社長，公司總經理等等的，認為我這6800 塊是藉勢藉端，傲慢欠賬，也不讓我交保，就這樣把我拘押看守所，我曾經問上帝:「你要我來這地方是為什麼呢？」

小茵在內陸知道了我的消息，立刻請假飛奔回到台灣。這段時間裡，她每天風雨無阻的到看守所看我，既心疼又難過。她說：「爸爸，我相信你的為人，你好好的待在這裡，忍忍就過了。」我在裡面蹲了 52 天，外面沒有人知道，所以公司也就莫名其妙的不見了，公司的人都不知道我去哪裡，這是我人生最低潮的時候，小茵依然對我不離不棄。我在看守所不斷的禱告，我問上帝：「你要我來這裡是有什麼用意嗎？我這樣子的一個作為，必須要受到如此的懲罰嗎？」也因為如此我在看守所的 52 天，我寫了一篇小說「驚爆 52 天」寫下我對這件事情的前因後果完整交代，同時對我自己做一個全新的反省，後來在開第一次拘押庭的這天，法官認為我並沒有什麼過錯，問我要不要上訴，我說：「我不要再讓我的家人受到第二次的傷害，所以我選擇認罪協商。」因為我不想再為這件事情在上法庭，還要遭受媒體的操作，所以法官問我要怎麼判你呢？我說：「你們都關我了 52 天，那就判 52 天吧！」法官也沒想到我這麼爽快，就這樣當場交保離開了看守所，當我事後接到判決書，法官只判我拘役 10 天，也許是法官的無奈，他也需要給檢察官一點面子，不然會變冤獄。

人生就像一列火車，親人只是車程中的過客 。聖經上說，給的是耶和華，取的也是耶和華。我們在這旅途中無法自己預知我們的未來，人孤身從塵土來，理當也孤身回塵土。我從看守所出來後。知道我的後半輩子要怎樣自省自己的生活。當你學會懂得自己關懷自己，多愛自己，也就不會看重別人對你的任何詆毀了。

大家都知道台北的停車場是非常難找，停車又是非常的不方便，有一句話說在台北市開車是阿泡，一點都沒錯，有一天我跟小茵在南京東路四段環球百貨附近找停車位，在小巷裡繞來繞去的，突然在一個單行道上看到了一個空格可以停車，於是呢馬上就煞車停住，但是可想而知因為那是一個單行道，當我停止的時候，後面已經又停了四五部車要過，但是我要倒車倒著入停車格啊，如果後面的車不退後，我是沒有辦法倒進車格的，大概僵持了二十幾秒，又不時聽到後面車子催促的喇叭聲，突然我把車門打開，作勢向後面走去，小茵以為我要對後面的人吵架挑釁，因為她知道我是脾氣非常暴躁的人，可是當我下車以後我竟然做了一個我自己都覺得不可思議的動作，我向後面的人鞠躬敬禮，請他們是不是能夠後退一下，果不期然，後面的車子可能也看到了我這樣子的一個舉動，也都自動的往後退讓，我才能夠順利的停好車，我想人要謙卑，人要多往好的情緒去發揮，這個世界上或許就沒有什麼衝突可言了。

凡事謙虛、溫柔、忍耐，用愛心互相寬容。

以弗所書 4：2

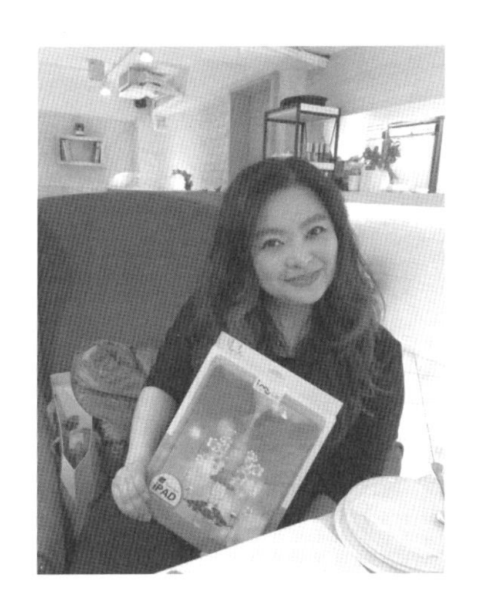

新冠肺炎 2019 到 2022 的疫情，對我們來講真的是非常的艱辛非常的辛苦的時刻。疫情讓我們的工作與生活受到極大的影響，因為疫情，迪化街的餐廳也沒有辦法經營下去，原本一天可以做到一萬多的營業額，剩下一天不到 1000 元。因為疫情，在溫泉會館經營也看到很多很多的難題。因為疫情，更影響到小茵的治療時間和心情，在這二年我學習到一件事，能和家人相處的每一刻都是很可貴的，小茵住院的期間，即使住在北部的親友，都有無法見到彼此最後一面的遺憾。每天我見到小茵的一件事，就是跟她說我愛你，這是我能給他的唯一的幸福力量。

將每天當成最後一天，也當成是全新的一天，那就是生命的美好意義。愛妳所愛，擇妳所愛，用心感受愛，那就是真正的愛。

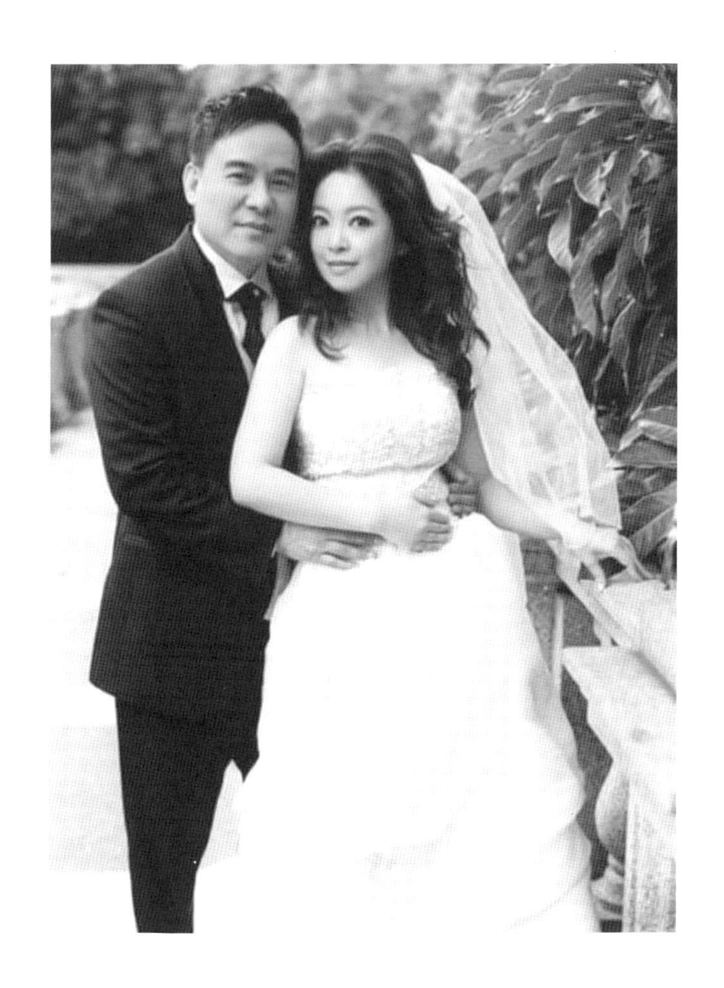

31

尤命與天父之間的對話

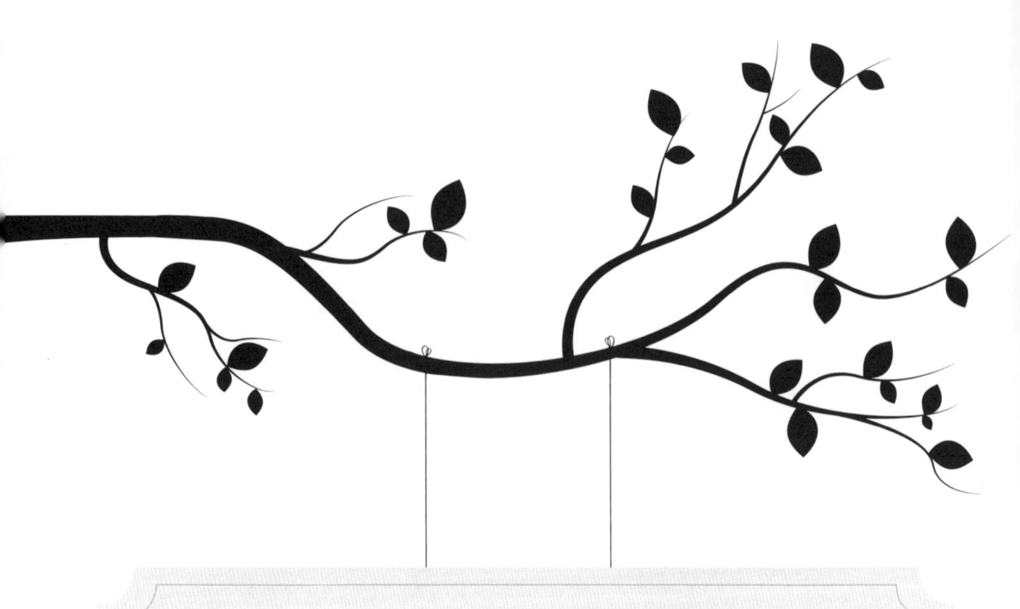

難以下筆的愛與念想

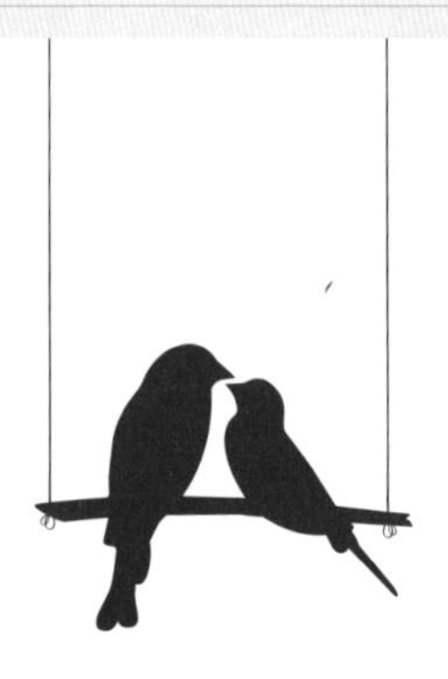

年輕時讀的書，不知道人間情份有多難捨，文字裡是別人的眼淚，當年林覺民訣別信裡寫的「……吾作此書，淚珠和筆墨齊下，不能竟書而欲擱筆……」到如今才深深體刻世間的愛與難捨。

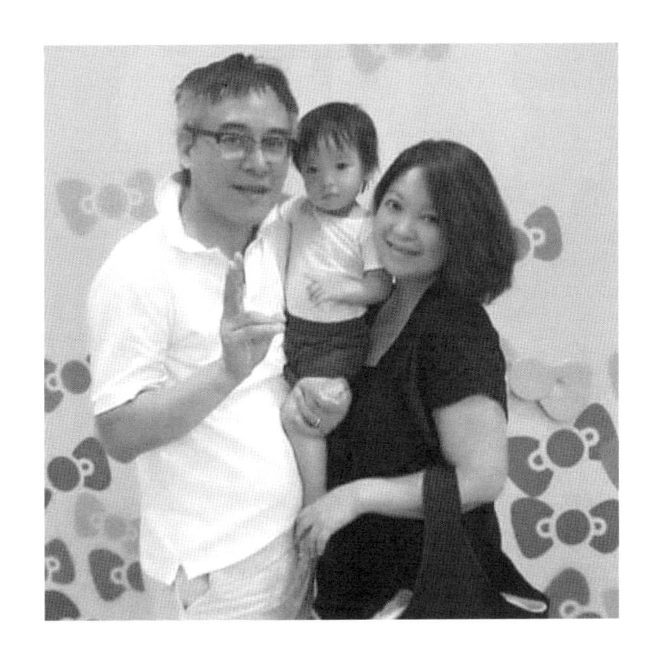

小茵整整離開一年八個月了，她的離去直到現在我還仍然無法釋懷，每當入夜時分，思念之情洶湧而來。從小茵離開到現在這段時間，我沒有一天是好睡的，每晚都是在睡睡醒醒中度過，輾轉難眠之際，滿溢的淚水陪著我思念她，卻更痛恨自己，沒有盡到一個做丈夫的責任，這樣的情緒一直讓我始終不能釋懷。這個世界上每天都有身邊的親人因為癌症而離去，我並非是唯一的一人。伴隨著糾結與情緒勒索的痛苦，很多人在得知所摯愛的人罹患癌症時，會感到慌張、手足無措，更可能被箝制在緊張氣氛之下動彈不得！但此時「冷靜面對」才是首要對策，也才能真正扶助罹癌親友迎向長期抗戰病魔，這是我寫這本書的最大目的，也紀念我跟小茵深深不離不棄的愛。

想要成為癌症病人的強大支柱，宗教信仰是很大的力量，因為相信，向上的力量就來。當然除了遵從醫囑治療以外，家屬要成為病人與醫護人員的溝通橋梁。按著護理人員、營養師的指示攝取資訊，在隨時更替的起居照護、陪病當中，幫忙降低癌友的病識感，盡量維持正常的日常生活，避免病魔帶來更大的心理壓力。

癌症只要早期發現，在現今醫學發達不會難以治療的，而癌症病患的家屬，更是要學習如何將心比心，感同身受的心情看待病人。

而我正是癌症病患的家屬，在陪伴醫療的過程中感受到心態的重要性，而因為誤差的觀念，失控的情緒，在悔恨中失去一生所愛的人，有揪心、有更多的愧疚。

我花了很長很長的時間我才敢下筆寫這篇一生所愛，因為寫了心裡難過，不寫是對我自己不負責。

我把這 100 天小茵的發病與治療過程寫成書，除了紀念我跟小茵刻骨銘心的愛情外，也希望從自身的照顧經歷中讓更多不幸成為癌症病患的家屬，分享經驗學習寬容，學習忍耐學習愛人的生命課題。

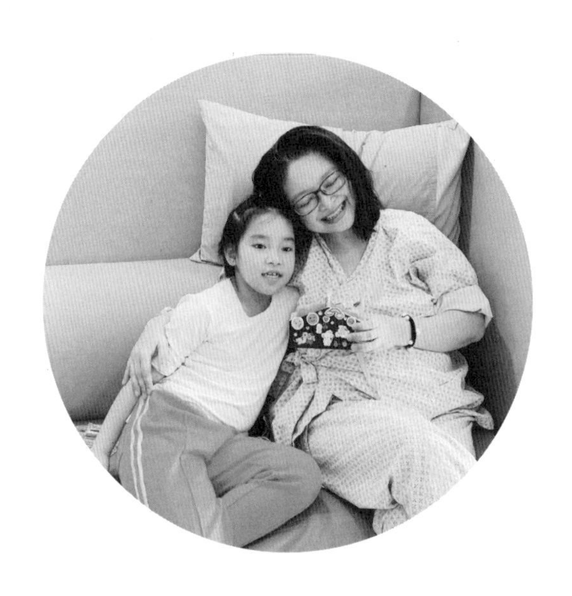

我感謝上帝將妳帶來我的身邊，讓我有了完整的生命，我們共同孕育了一個一生摯愛的寶貝，這份禮物妳帶給了我，到了最後，我卻沒能留住妳的美麗。

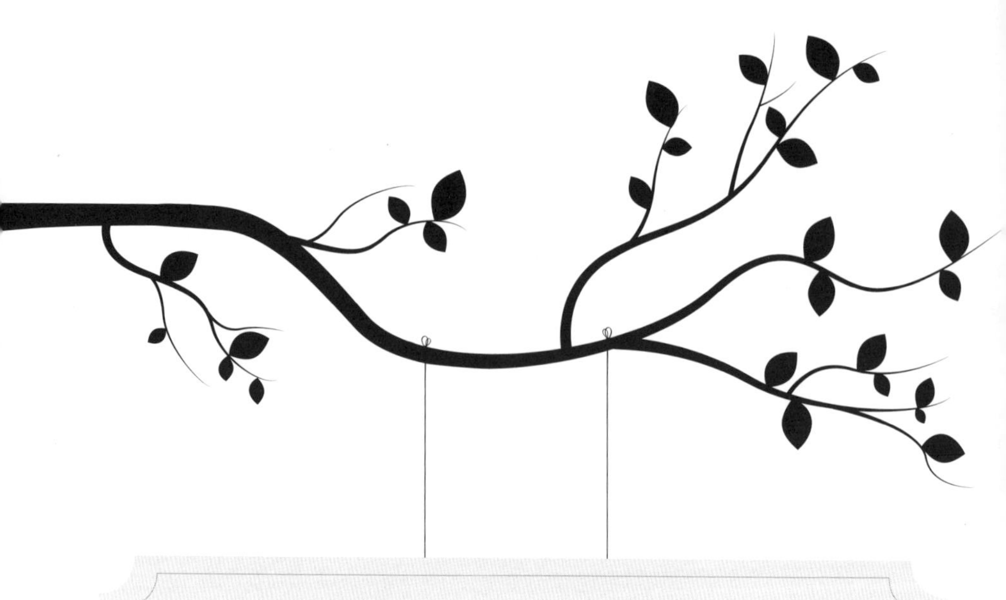

最美的相遇與攜手

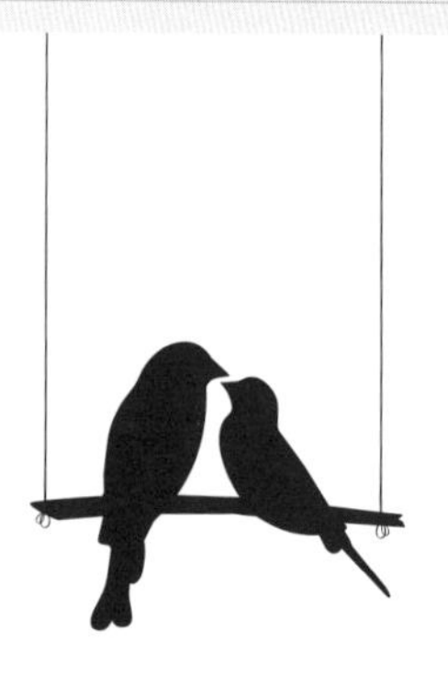

1999-2000 年阿扁競選總統大位，當時高金素梅委員也投入了第一次的立委選舉，因為我是高金的學長，所以我們和平國中的學弟妹，大家就共同起來幫忙高金委員參選立委。

有一次我們競總安排委員要到北投的九族聯誼會拜訪當時的會長，也就是我的岳母高梅花，原本委員要親自過去，那天剛好有要事無法親自參與，於是臨時同是泰雅族群的我就代替她到北投聯誼會拜訪宗親，就這樣牽繫我後半生命的因緣出現了，認識了我的岳母。

原民對人對事都有一份親切真誠，除非和我們混很熟的朋友，通常對我們的認知都是一知半解，造成現代社會對原民有些誤解。像我們泰雅族都有一個習俗，就是看到長輩不是叫阿姨就是叫媽媽，瞬間拉近了彼此的距離，一個族就這樣大家像一家人。

當時在北投聯誼會見到我岳母，也就直接喊高梅花為媽媽，日後只有機會也一樣這樣叫著。有一天我跟梅花媽媽開玩笑地說：「每次都叫你媽媽，但是都沒有關心考慮介紹女朋友給我。」

梅花媽媽笑笑說：「好啊，那我就介紹我的大女兒給你認識。」

我當時還開玩笑的說：「我剛離婚沒多久隻身來台北，身什麼條件也沒有哦。」

梅花媽媽很直爽的說：「沒關係，有緣就認識啊，沒有緣就當作介紹一個長輩給她（因我跟小茵相差 15 歲），沒關係的。」這也是日後都叫我爸爸的原因。

於是梅花媽媽立馬就叫了正在何嘉仁書局看書的小茵，到我們聚會的地方來跟我認識。我們相見的第一個地方是「牛巴達」，這個地方是一家小吃店，雖名為小吃，但裡面可以聚會，可以唱歌喝酒，是北投原住民固定聚會的地方。

小茵出現在店裡，天啊！第一眼看到她簡直驚為天人。雖然她穿著寬鬆的襯衫然後綁在腰間，她那雙大大的眼睛彷佛把我拉進她的世界，可愛的笑容瞬時間吸引了我。我當時也不知道哪來的勇氣直接跟她說：「妳就是我的了，我要娶妳。」她一時也愣住了，心想眼前這個瘋子是誰，她白了我一眼，說道：「你在說什麼，你有病嗎？」但是這句話並沒有打跑我，透過幾次相約了解彼此的過去，慢慢的滋生出愛的火花。對！她，就是我的真命天女。

第一次約會的情景現在油然在眼前，那天小茵帶我到文化大學半山腰的草山夜未眠，在夜景的輝映下，她像天仙笑語頻頻，我的目光半刻也捨不得離開眼前的人，兩個人說著眼前的風景、桌上的美食、彼此的過往，用族人與生俱來的幽默，兩個原來陌生的心，慢慢有了更一步的認識。

當然，幾次的瞭解彼此後，也談到未來。之後我們一起開餐廳，開咖啡廳，在認識 13 年的過程當中有 5 年我們在台灣度過，後面 8 年她到內陸廣東去工作，所以我們幾乎是遠距戀愛的。

年輕有夢最美，總想有一個自己的事業，我們也一樣憧憬未來。我們天真的想，自己的事業最低的門檻應該就是開餐廳，所以憑著憨膽決定開餐廳。過程中，最初在在東森電視的辦公大樓九樓做員工餐廳，也在中和的得易購地下室作東森的員工餐廳，同時又陸續在京華城 7 樓以及地下室作原住民主題餐廳。或許我們兩個都沒有做餐飲的經驗，也不是廚師出身，所以我們經營的很辛苦，最後也因為擴充太快，資金流不足而草草將所有經營的店收起來。

我們想趁這段時間休息充電一下，剛好小茵的閨蜜佳欣家裡工廠在廣東需要台灣幹部，當時小茵說她只過去幫兩年就回來，我覺得她既然想出去看看也不是壞事，所以我答應她，沒想到她這一次去就是 8 年，一直到小茵的妹妹於 2012 年也因為肝癌過世，小茵就說：「家裡老人家都沒有人照顧了，我想該回來台灣了吧。」要回來，總要有個說詞啊，小茵就直接地說:「那我們結婚生小孩吧。」淘氣的她還跟我跟我開玩笑說，「爸爸，你年紀這麼大了，你還能生嗎？」

「哈哈哈，不要小看看泰雅族。」我不服氣的狂笑。

於是我們就在 2013 年的 2 月 3 號辦了結婚典禮，那個時候我向她說：「我沒有騙妳吧，13 年前在牛巴達我說過我要娶妳。」她抱著我說:「爸爸，你沒有騙我，你是有肩膀的人。」

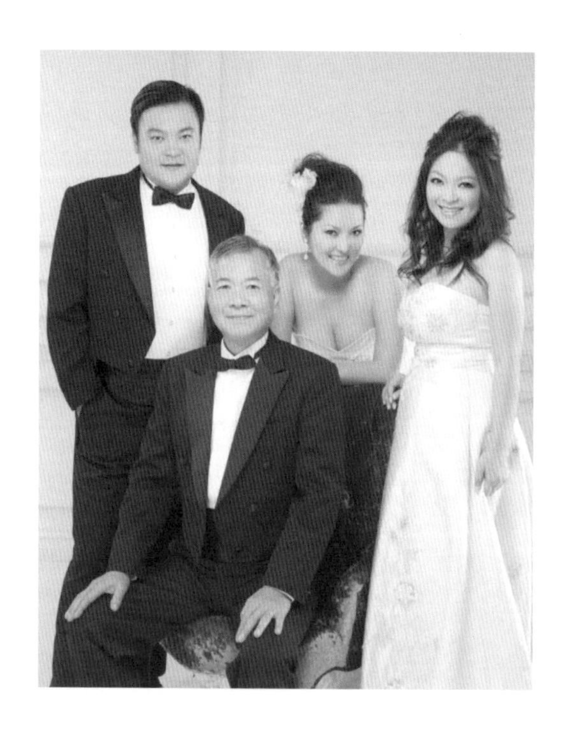

第一篇

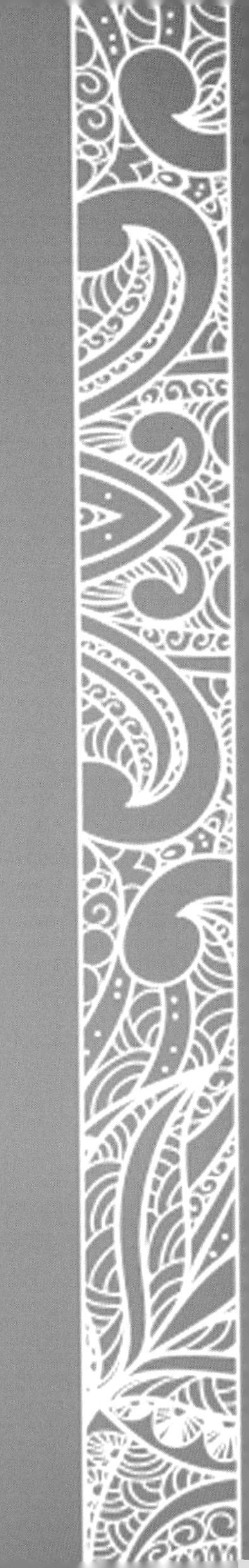

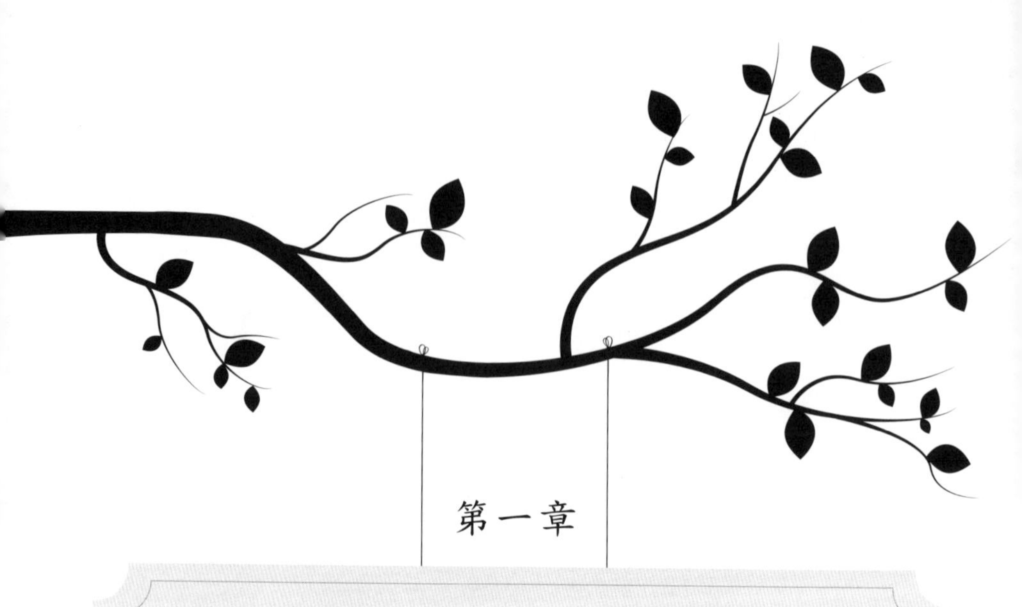

第一章

確診－老天給生命課題

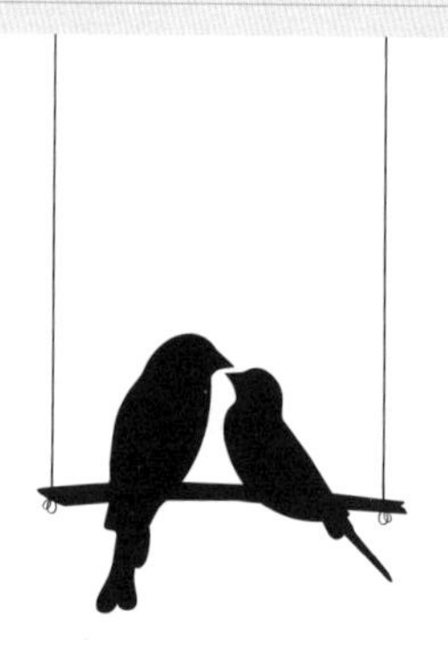

2020 年 12 月 31 日，星空下有著節慶的歡愉氣氛。

這天，我的好朋友唐董邀約我跟小茵參加他們公司一年一度的跨年晚會，地點就在南港捷運站的六福萬怡酒店。小茵跟我說 1 月 3 號就要到振興醫院去看報告，我知道那心情是忐忑的，所以表示趁這機會我們一家人出來也是好事啊，於是這天我跟小茵帶著娃娃一同歡喜赴約。當天晚上我們玩得非常的盡興，一起合唱一起跳舞，娃娃更是跳的不亦樂乎，或許是工作關係，我很少有機會安排一家人出來散散心，趁此時我們都將一年的苦悶拋到腦後，在星空下，我們三人擁著一同許下了 2021 的新年新希望。

然而就在 2021 年的 1 月 3 日，這天是我一生中最難捱與無助的一天，絕望與震驚扭曲了我引以為傲的鋼鐵外表，尤其大家還沉浸在歡慶新年的氣氛當中，3 天前，我們不是才參加了唐董公司的跨年晚會，許下 2021 的新年新希望嗎？瞬間，我親愛的上帝卻跟我開了一個大玩笑，晴天霹靂的打我一個大耳光。

令人最不想見到的結果還是降臨了，小茵檢查出罹患肝癌末期，肝臟長了 13 公分大的腫瘤，我們一般的肝臟約 20 公分左右，她的腫瘤卻已經大到無法開刀，而且也蔓延到往心臟的其他血管以及肺部，醫生沉重在我們面前宣布，小茵生命最多只剩 6 個月的時間，如此殘酷，如此冰冷的判決，對我跟小茵來說是如此沉重到難以接受的事實。

在步出振興醫院的診間，我跟小茵兩眼相望久久沒有話語，小茵打破沉默說：「爸爸，你有什麼話說嗎？」我緊緊擁抱著她久久不能言語，我試著趕緊調適好自己慌張的情緒，很堅定的對小茵說；「既然命運這樣安排，我會一直陪妳努力，為了心愛的娃娃，我們努力勇敢的對抗病魔吧。」她拭了拭止不住的淚水，我知道她心裡已經崩潰了，在花樣年華時卻被強迫要面臨生命的逝去。但是她卻堅毅地說：「好」。

晚間我不住的禱告：「當我們聯於基督元首，一切環境祂掌權，我們要將一切憂慮都交給主……因祂是主。」

同時壓抑著已經在懸崖邊徘徊的情緒，抖著手聯繫需要知道這事的家人們，首先我打電話給遠在竹南的岳父：「爸，小茵查出肝臟有 13 公分的腫瘤，下周二要照電腦斷層，下周六要再看外科看如何下一步治療，所以要做好心理準備，可能要長期跟病魔作戰。」短短幾句我心如刀割，我從電話這端感受到平時拘謹嚴肅的岳父內心的啜泣聲。

1 月 4 日。

回到家裡已 6 點多了，小茵說她想休息。我想她突然面臨到人生巨大的變故，我無法體會她的絕望，卻又悔恨自己不能以己身承擔她的絕望與痛楚，上帝知道，若可以這樣，那我絕對義無反顧地願意代替。當下的我，只能輕輕在她耳邊說:「為了娃娃我們要堅強哦！」我知道這些鼓勵的言語，只是再度割深她內心的的絕望。此時；外面風很大，我只能使自己平靜，禱告:「主啊！主阿！祢豈要你的兒女如此的悲傷嗎？」此刻，內心的煎熬，我聽不到外面的風聲鶴唳，只是默默哭泣的聲音在消磨我，折磨我對主的愛，而此時的我能為小茵做什麼呢？只想抱著她給她勇氣。

小茵請你傾聽我的內心的苦悶和對妳的不捨……

我知道此時我什麼也無法做無法要求，

謝謝老天讓我們相遇

謝謝妳這些年來願意做我的妻子，讓我有個家，

給我們的家一個可愛的娃娃

給我們小小的三人世界溫暖和歡笑。

妳的好，妳的美，妳的善解人意

……

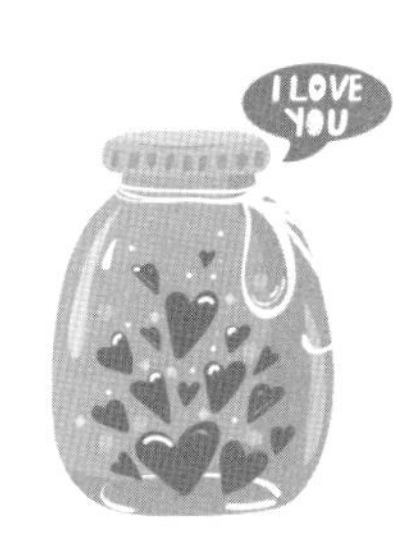

今晚反覆回想著這些年我們的一切，直到深夜……

隔天清晨起身，小茵還沒起來，看看今天的新聞，我翻翻書搜尋網路上有關癌症治療的相關訊息，翻出一則成大醫院院長林炳文因癌病逝，享年 61 歲的報導。林院長是個偉大的醫師，他的一席話，讓我悔恨沒曾真正珍惜那過去的日子。

「把好東西留到特別的日子才用，生命真是脆弱，生死天注定無法違抗。活著的每一天都是特別的日子。」

從 12 月 31 日到 1 月 3 日這短短四天內，小茵的反應卻如此堅強而篤定，她說：「把一切交給上帝，相信上帝會為我們這個家開闢道路。」這是我從小茵三年前受浸為基督徒以來見過她最勇敢的一次，而她的勇氣來自相信主的所有安排，她的力量全然來自於對娃娃的不捨與憂心，這是為母則強最好的寫照。

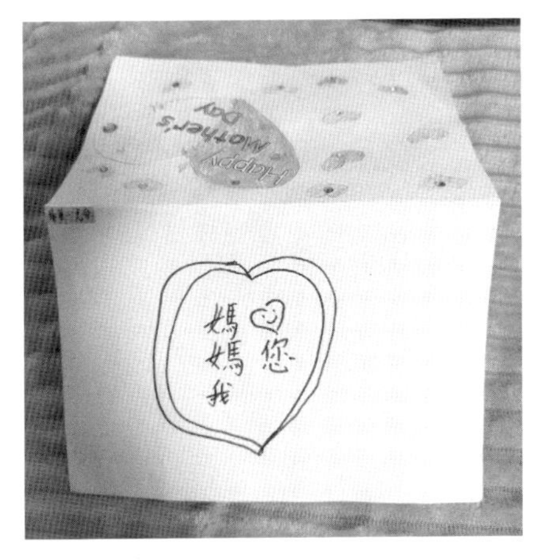
Happy Mother's Day
媽媽我♡您

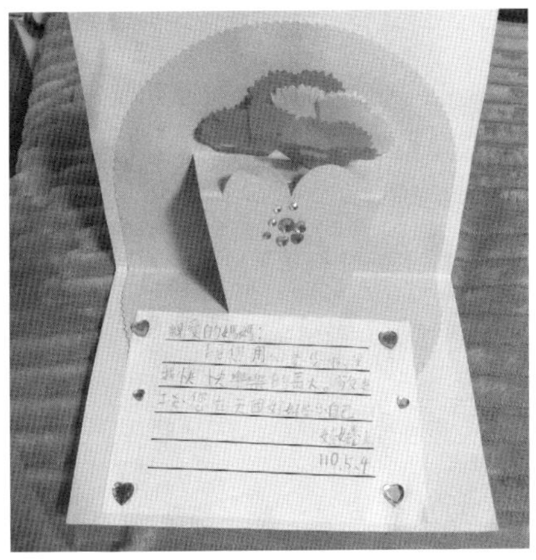

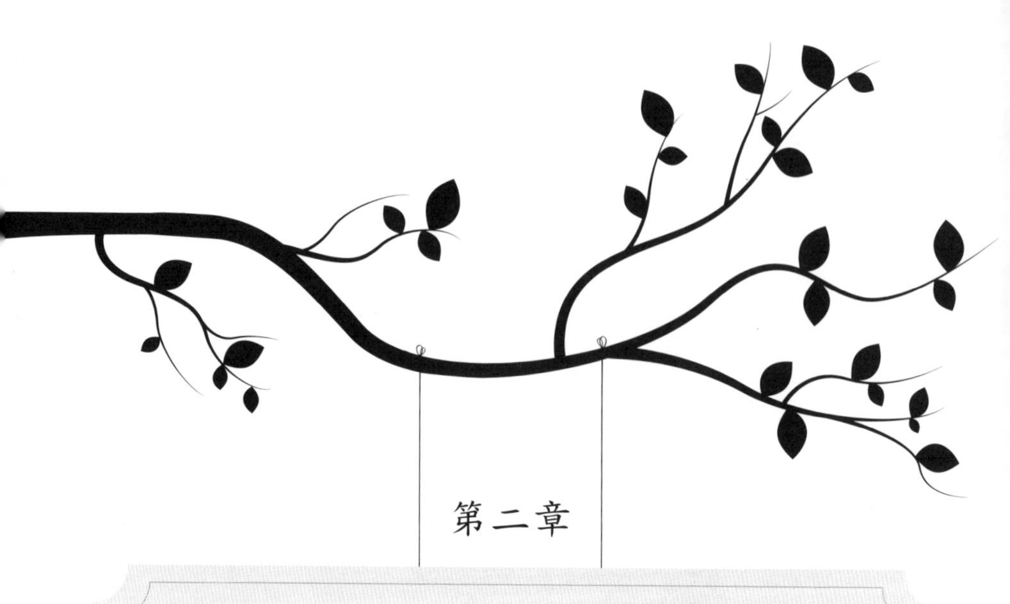

第二章

慌亂和焦慮中的祈求出路—轉換醫院

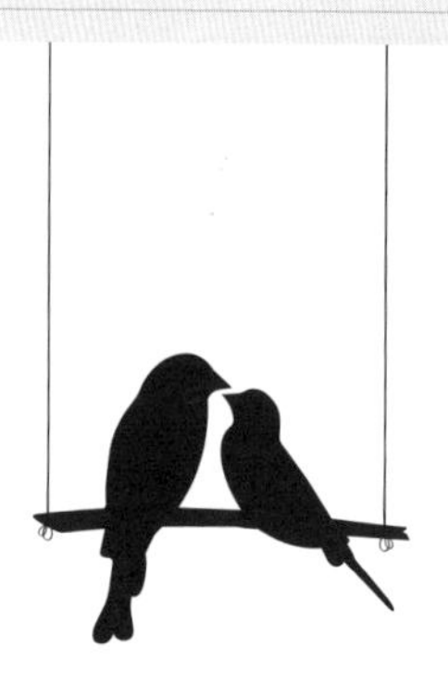

回想 2021 年的 10 月間，當時小茵就一直常喊肚子痛，這情形也不是第一次了。因為在這之前其實她已有很多次這樣子的經驗，可是她總認為說：「那應該只是是胃痛吧！」所以就只是吃吃胃藥，或者是去看腸胃科罷了，也就是這樣的疏忽，也就是因為對疾病徵兆的不重視，萬萬沒有想到，這些病徵原來是她因為身體內的腫瘤太大了，壓迫到她的胃導致的疼痛。

這是她的錯嗎？我自認為如此愛一個人的情況下，竟會疏忽她時時出現的徵兆，以致危害她的生命。這也是我最難以原諒自己的地方。

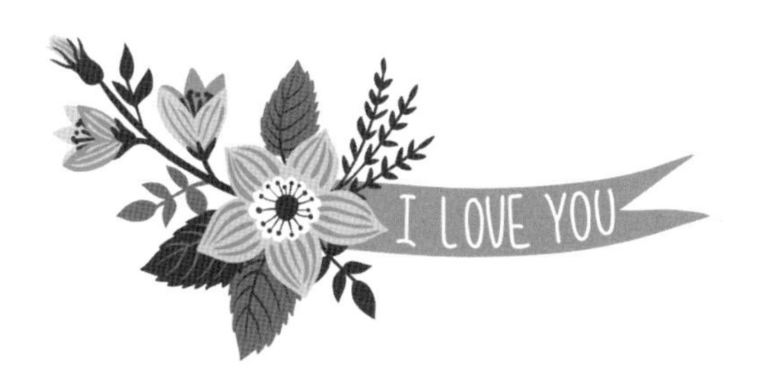

如果我能重視一下她所說的話，

如果我能強迫她要進行進一步的身體檢查，

如果我能多花點時間去注意相關的訊息……，

如果我能……

或許這些就不會變曾成了遺憾。

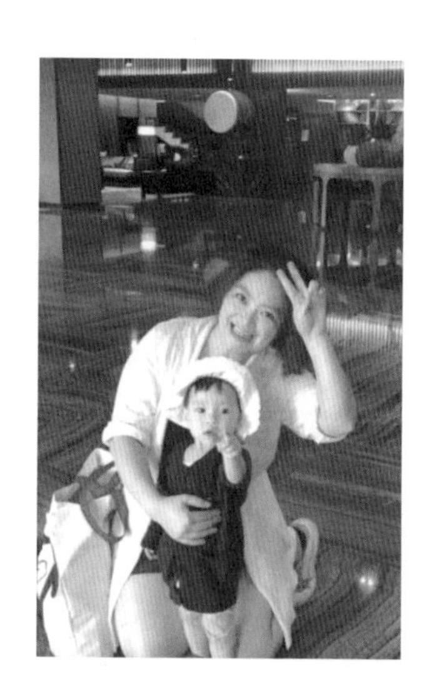

為了給她給娃娃，給這個中年才圓滿的家安穩的生活，我長年在南投的埔里與國姓鄉工作，為了賺錢，需要整天操持露營民宿區的經營，能回家的時間真的少之又少。回家之後，車途往返與在營區的勞累，讓我產生了惰性，忽略叮嚀她要去看病、要認真切實做檢查這個關鍵的環節。

更糟更讓我愧疚難過的是，那段時間她在上班的時候常打電話給我，說到她在電梯裡感到嚴重的昏眩，走起路來又走不穩，身體始終非常的不舒服。

我沒有意識到命運已經一直提示我，只是我沒有一點危機意識，總是認為看看醫生吃吃藥，有什麼病都很快會好的，或者多休息就好了。於是每次都對她說：「身體不舒服就要去看醫生啊，或就請假回家休息吧。」

尤命，你真的都抽不出時間嗎？

現在想想，我找了一個藉口在往後的歲月隨時凌遲著自己。是的，我該被懲罰。現在想想有多恨，恨自己的無所謂與無知，如果我能早日安排時間帶她去醫院檢查，在醫學發達的今天，早期發現及早治療，除此還有中醫、還有偏方、還有很多可能，結果不一定會是如此。有太多的早知道狠狠懲罰凌遲我。懲罰我不夠珍視上天給我的美好。

1 月 3 日之前，小茵都是在振興醫院做檢查，但是小茵覺得振興醫院的檢查時程非常的緩慢，一直拖延的結果，讓她自己對於進醫院檢查這件事也變得猶豫不決，院方到底是什麼狀況也都沒有很明確的告知我們。一直到再度照了超音波之後，才發現小茵的肝臟部位有個這麼大塊的腫瘤。

常聽人說，不是有名的醫院或醫生就都能妙手回春，有時病人和醫院、醫生是否相應也有影響。

在 2020 年的 9-12 月間，我們是在振興醫院做檢查與門診的診療，這段時間我確實覺得在振興醫院的進展十分緩慢，幾個月以來都查不出什麼原因，到最後足足花了三個月時間，才確定是癌症。

雖然我不是醫生，我也尊重醫院與醫師的專業判斷，但當時我對振興醫院未來的治療診斷及安排產生了很大的疑惑，在這當中我考慮到時間的緊迫，如果真正的要治療末期的癌症，應該要回到專屬癌症的醫院。過去聽說有朋友也在和信醫院做癌症治療，成效很不錯。我建議小茵：「或許我們應該到和信醫院，看看醫院的環境再來考慮要不要換醫院檢查跟治療。」小茵也贊同我的說法，在這方面，她是極度支持我的判斷。但是，她是一個會考慮到現實面的人，「和信醫院是貴族醫院，我們有能力支付這醫藥費嗎？」為了讓小茵能安心接受治療，我只好說：「把病治好最重要，錢可以想辦法。」

於是我跟小茵起身前往和信醫院，剛進大門便被醫院那挑高的大廳氣勢與精緻貼心的設計所吸引住，小茵說：「爸爸，這裡好漂亮哦，好舒服的感覺。」

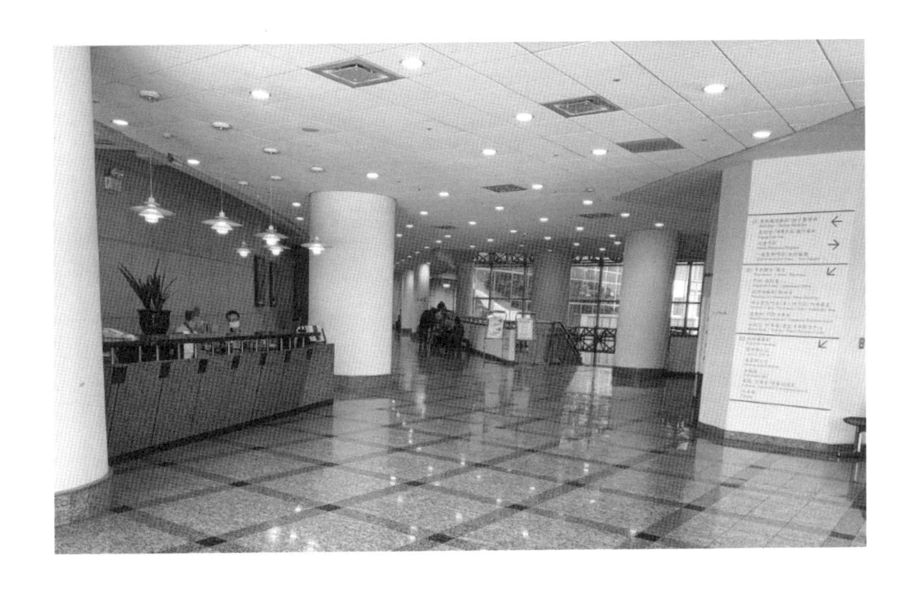

我從小茵的眼神跟身體的肢體語言中知道她確實喜歡這裡，小茵告訴我她決定了：「我決定在這裡接受治療了，這裡的環境非常的幽雅，也沒有大醫院那樣擁擠和忙碌的醫護人員，我很不喜歡那些整天讓人緊張兮兮的地方。」

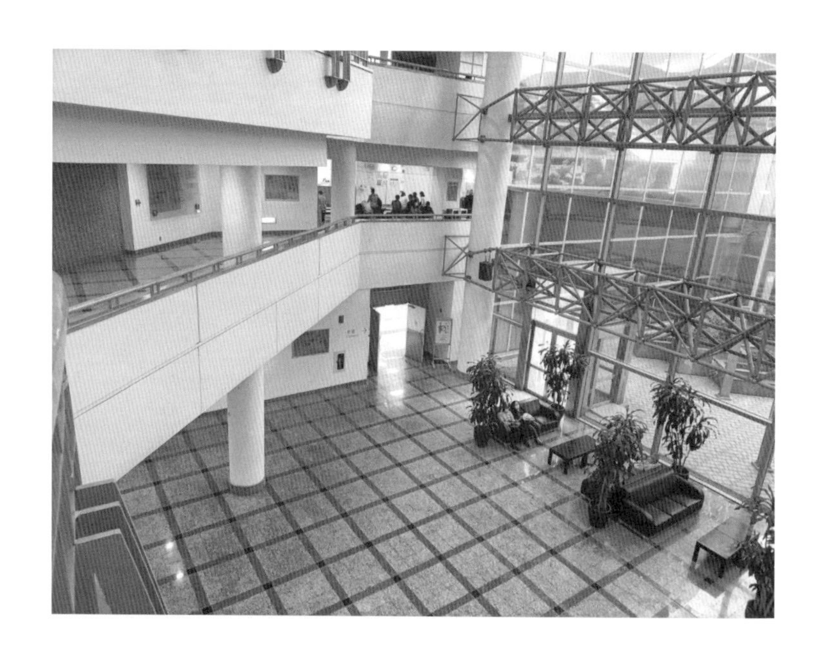

這裡除了環境真的非常的舒暢，醫院裡面的每個人，從醫生到安保人員都非常的客氣。其實，我們在過來之前也詢問了很多教會的姊妹，知道其中一位的姊妹在和信醫院當醫生，透過她的幫忙，介紹幾位跟肝腫瘤處理專門的主治醫生，令我感到訝異的是，我們才首次見面的醫師，初約門診幾乎花了一個小時的時間來了解小茵的病情，也反覆地看了醫院轉來的病歷，包含在振興醫院所做的超音波與 X 光片等資料，門診結束後專案護理師再花了一個小時跟我們解說接下來的回診細節，而藥局的藥劑師也詳細的叮嚀著每一次的藥物服用的注意事項，這讓我覺得與在這五六十年來看過醫院內的印象差異很大，和信癌症專屬醫學中心真的令我刮目相看。當下我沒多做思考，立即決定馬上將小茵從振興醫院轉到和信醫院，即便知道和信醫院的費用很高，但為了能救回小茵的生命，再苦再累我都願意拚了老命賺錢，去負擔醫療的高額費用。

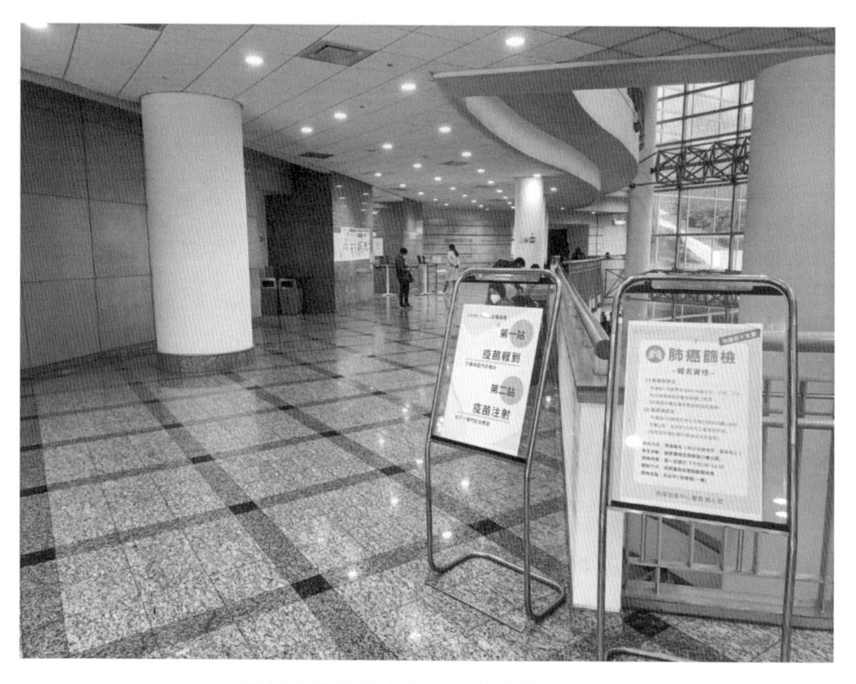

這是和信醫院小茵一看就喜歡的大廳

過去聽說有朋友也在和信醫院做癌症治療，成效很不錯，記得在五年前我因為妮可姊的介紹認識了桃園復興鄉三民村的銀芳，後來銀芳得了好像是大腸癌吧，她主動聯繫我說：「尤命大哥，哪裡有比較好的醫院呢？因為我得了癌症，需要專業的醫院治療。」銀芳是我主動介紹她到和信醫院來的，在這裡她得到很好的照料，所以身體很快的就恢復起來。我也把這件事跟小茵提起，小茵並不認識銀芳，在銀芳住院治療的療程中，小茵卻囑咐我要把她每天煮的鱸魚湯送到醫院給銀芳補補身體，小茵有如此的愛心對待不認識的朋友，讓我感到無比欣慰。後來銀芳出院後回到復興鄉三民村去休養，每一年要再回診一次，也因為小茵住院的關係，讓我突然想到銀芳這個朋友，就順手打個電話關心她「銀芳，妳在哪裡啊？」就有如好朋友一樣的一般問候。

沒想到她竟然回答：「我現在在和信醫院。」

「銀芳，妳怎麼會在和信醫院裡？」我問。

銀芳說：「我每一年都要回診一次，今天剛好是回診的日子。」於是我告訴她小茵也得了癌症的事情，於是她回診完之後就到小茵的病房來，我看到他們兩個在那邊談笑風生，我的心裡卻高興不起來，沒有想到造化弄人，小茵也得了癌症，還是肝癌末期呢。

醫師與我們討論治療肝癌的整個流程，但是考慮到小茵的腸胃在癌症初期也有一些疼痛的問題，所以醫師團隊建議先從腸胃科開始來做治療追蹤，腸胃科掛鄭○○醫生的門診，肝臟的部分則選擇了陳○○醫師。

我們帶著忐忑的心，緩緩的開著車從北投到和信醫院，雖然只需要十來分鐘的車程，在我們走來，卻是一條沉悶而靜止的單向道。到了醫院掛了號，在診間等待護理師叫號。

小茵這個時候說：「爸爸，你有什麼想法嗎？」我說：「說不怕是騙人的，但是癌症雖然很可怕，但是為了娃娃，我們兩個一定要勇敢地，接受檢查與嚴酷的治療，即便只是能夠延長妳的生命，那讓妳也可以有更多的時間陪陪娃娃，好嗎？」是的，主啊！我們要共同的努力一起向您禱告，不管是昂貴的醫藥費，還是即將迎來的情緒崩潰，我能挺住，相信上帝絕對不會遺棄祢的子民的。

如果有一天，抬頭的星空中有顆星特別吸引你的目光，你必須一直看著她，她用著獨特而溫柔的閃爍方式跟你互動，眨呀眨的，哪就是她，對你一往情深，而你對她難以自拔。

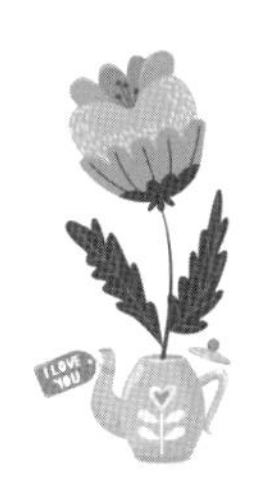

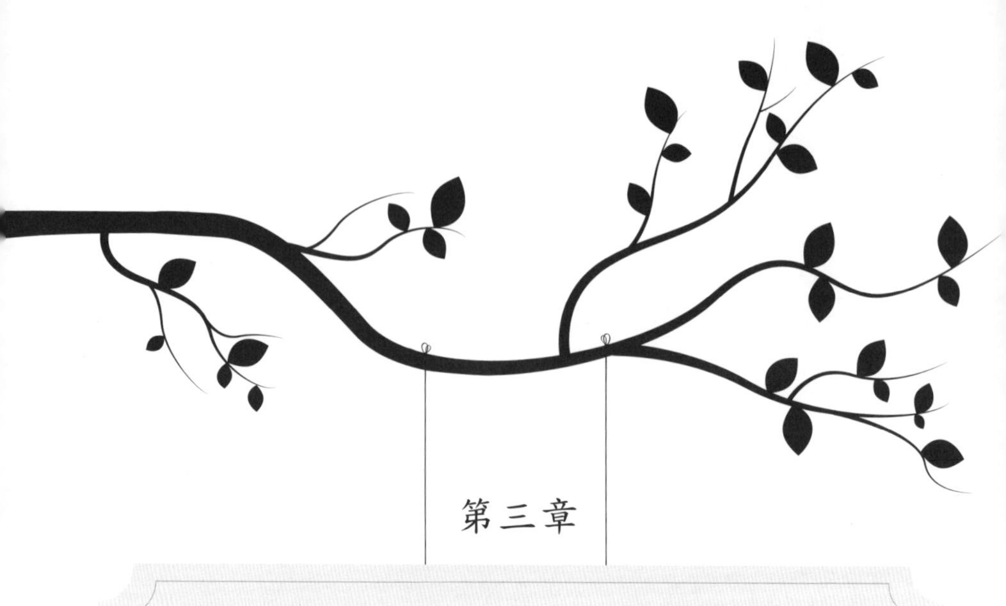

第三章

與生命惡魔戰鬥—標靶治療

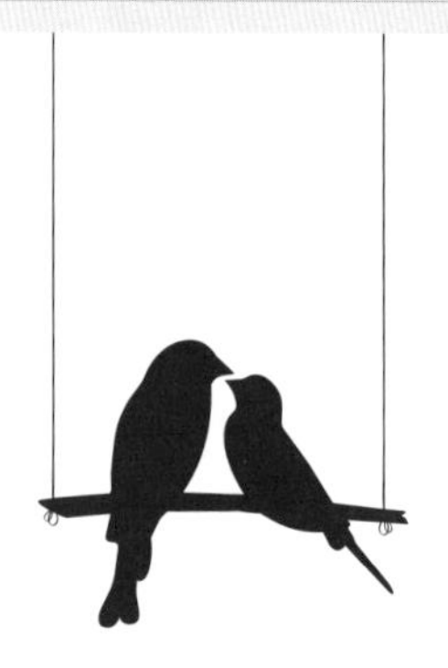

3 月 9 日，今天是小茵住院進行標靶藥物治療的第一天，從早上起床一直到前往醫院的途中，我們不住的向上帝禱告，所以希望偉大的主能夠保佑讓我們的靈魂體魄，能夠請求上帝賜與我們滿溢豐實的祝福。

由於知道小茵的生命時間有限，從振興醫院的檢查報告裡面很清楚的知道，小英的肝臟被 13 公分的腫瘤包覆著，正常一般的肝臟也不過 20 公分左右，這顆大腫瘤卻佔據了 2/3 的肝臟，醫生評估開刀的風險實在太大，只能用藥物來治療。我們夫妻倆尊重專業，最後聽從醫生的建議決定用標靶治療，事不遲疑，隔天就來辦理住院手續。

進行標靶治療後，醫生告訴我們未來會看狀況配合進行栓塞混合治療，或許會有奇蹟出現。只是現在吃的藥有一半是要自費的，目前小茵保的保險只能實支實付，不管如何，能對她最有效的治療都作為優先考量。當時我們對醫生的判斷非常有信心，這信心也來自於我們的不放棄。標靶治療大約要一週到10 天的療程，會選擇標靶治療是因為小茵的肝臟腫瘤，已經幾乎蔓延到在心肺部位附近的血管，我們希望這樣的治療是有效果的，能夠殺死這些帶走我心愛之人身體內的癌細胞，我們同時也禱告上帝，聖經上說：

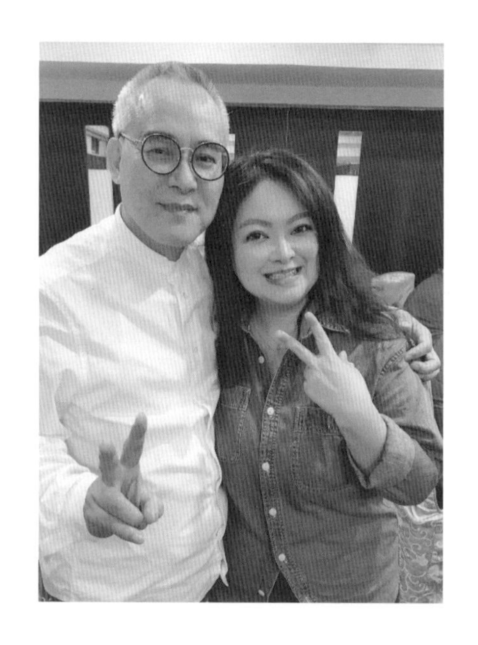

信就是所望之事的實底，是未見之事的確據。」（希伯來書 11：1）；

「可見信心是與祂的行為並行，而且信心因著行為纔得成全（雅各書 2：22)。

第一期的標靶治療很快的過了 10 天療程，我在病房收到護理站送來的醫藥費通知，院方告訴我每十天收費一次，看到帳單上的數字 13***0 元，頓時感覺天邊黑了一大片。我好沮喪，雖然一切都是本來就該面對的現實，病中的小茵問我護士送什麼來？

「帳單，我們要繳費了。」我說。

小茵看著我：「怎麼辦，你有嗎？」

「沒事，我來想辦法」我安慰她說。

想到醫院的醫藥費絕對不是我們目前可以承受的，於是我們默默的禱告：

哦！主耶穌，哦！主耶穌，哦，主耶穌，哦！主耶穌，哦！主耶穌。

我跟小茵同聲呼喊著主名五次，我們向主祈求，從馬可福音的章節中知道聖經的旨意。

「主阿，在人是不能，在神卻不然，因為在你面前凡事都能所以即便只是一線的希望，這希望，就交在主啊你手上。主啊你是我們醫治大能力，我相信主的醫治和安慰，必定會保守我們一家，順利度過難關。我們堅強勇敢的，要把一切交在神手中，阿們。」我想到好朋友唐董事長在知道小茵的狀況後，曾經告訴我說：「尤命，小茵的事不要怕困難，有事跟我說，我們一起來救小茵。」相識幾十年的唐董很有愛心，常幫助很多朋友。於是我撥了電話給唐董說明我目前急需第一期的醫藥費，他說：「尤命，不要擔心，我來想辦法。」第二天唐董要我去他汐止的辦公室，並交給我一張面額 125,000 的支票。其實我在當下既感到羞愧而感動，這段時間，一個男人堅強的淚水長在眼眶裡滾動，我回到醫院後跟小茵說了唐董的幫助，小茵要我轉達他的感恩，並要我記著他的恩惠，時時要抱著感恩的心，如他公司需要我幫忙一定要全力支持唐董，這是叮嚀也是交代吧。

在第一期的標靶治療療程費用繳完之後，小茵仔細對照收費的單據，發現院方有算錯醫藥費的地方，標靶治療實際上多收了一針的費用，也就是五萬元，對此小茵覺得非常的不諒解，畢竟我們現在經濟環境就已經非常的困難，而醫院竟然也要多收五萬元，從此在往後的日子裡，她的心裡已經埋下了一個對醫生與醫院的不信任，而我當時心裡很亂，卻也沒有去爭取，畢竟人命在醫院的手上，我不想在這個節骨眼上去多生枝節。這並不是病人的錯，我們知道醫院有時也會犯錯，但不論那是不是疏忽，站在醫生的角度，若你揭開了他的瘡疤，往後的日子可想而知，也揭開了接下來一切令人感到極受侮辱的醫師態度。

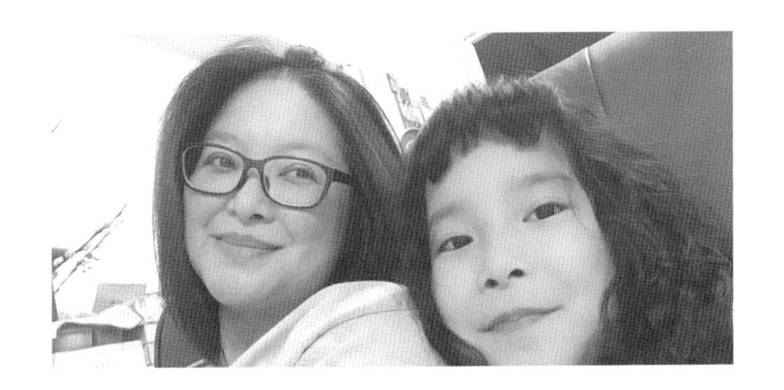

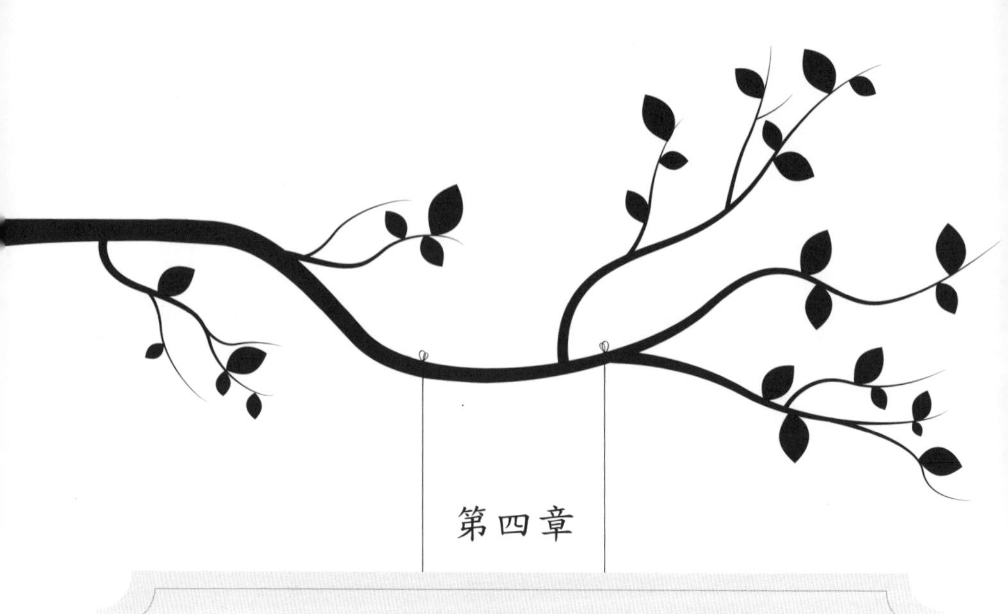

第四章

挺起胸膛昂揚向光—正能量

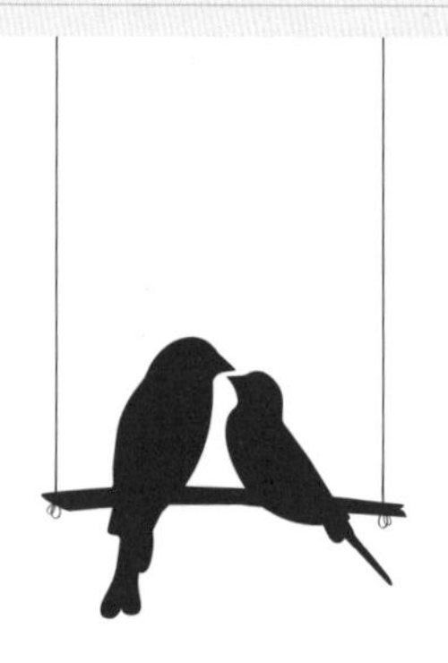

對於癌症病患的家屬而言，心理的任何突兀對病人來講是非常危險的，我不能因為某些事情的暴怒牽動著她求生治療的念頭。因為家庭是希望與信心的凝聚力，也是所有力量的原動力，所以我必須時時刻刻的警惕自己如何隱藏自己的負面情緒，不讓小茵感到壓力。面對只有七歲的娃娃，更要小心翼翼地從心裡的層面慢慢的開導她，告訴她媽媽生病了，媽媽需要住在醫院。娃娃常常跟我說，「爸比，媽媽怎麼了？」我雖然不敢告訴他媽媽得了什麼病，但是我很明確的告訴她，媽媽病得很嚴重，我們必須要時時刻刻的為媽媽禱告，我們必須要讓讓媽媽能夠快快樂樂的，不可以讓她生氣喔，娃娃真的也很懂事，常傳一些畫或一句話給媽媽，或者自己用阿嬤的手機用注音拚著一字一字傳訊息給媽媽，要媽媽加油加油，她真的是一個非常乖巧又懂事又非常成熟的小孩子。

走到這一步，主的信念與自己挹注的正面思考，一直是支持我瀕臨崩潰的狀態的最大精神寄託，也是身邊親朋好友最常提點的一句話。我記得有位教會朋友跟我說，上帝給我們的試煉沒有什麼事是我們不能承受的，所以相信上帝、相信自己，一直是我的精神標語，如今面臨到的困境與打擊，我到底要如何保有希望和勇敢的力量呢？曾看過一本書寫著，或許正能量不一定都能笑臉看世界，也不一定是遇到了打擊都能若無其事，但是我知道這些年來起起伏伏的生命歷程，哪一次不是砥礪自己向前看呢？

我的工作因為疫情關係，溫泉會館估計要停擺半年左右，又遭逢小茵不到半年的生命掙扎，這樣的情況下，我依舊得在會館內外場看頭看尾，在這不確定性的停業時間裡，即要養家糊口還要準備所費不啻的每十天的醫藥費，我恢復到以往挽起衣袖、穿上拖鞋、戴上口罩整修營區的上線狀態，期待解禁後的營運又能回到往日繁榮的局面。當然我不是沒有危機意識，我自己思考下一步該如何走，應付昂貴的醫藥費帳單。

於是同時在週一到週五的周間時刻，另外兼了二個點工的兼職工作，雖然只是區區一小時 200 元的工資，早上 5 點前必須到兒童補習班去做打掃清潔的工作，再趕到家裡準備 7：30 娃娃上課，之後再急忙回到醫院去照顧小茵，下午三點到九點再去洗衣店去回收送洗的餐巾醫院床單等，為的是可以賺個每天 800 的費用，梳洗完後晚上再回去陪小茵，這樣每天循環工作，我不敢喊苦喊累，我必須如此的努力。

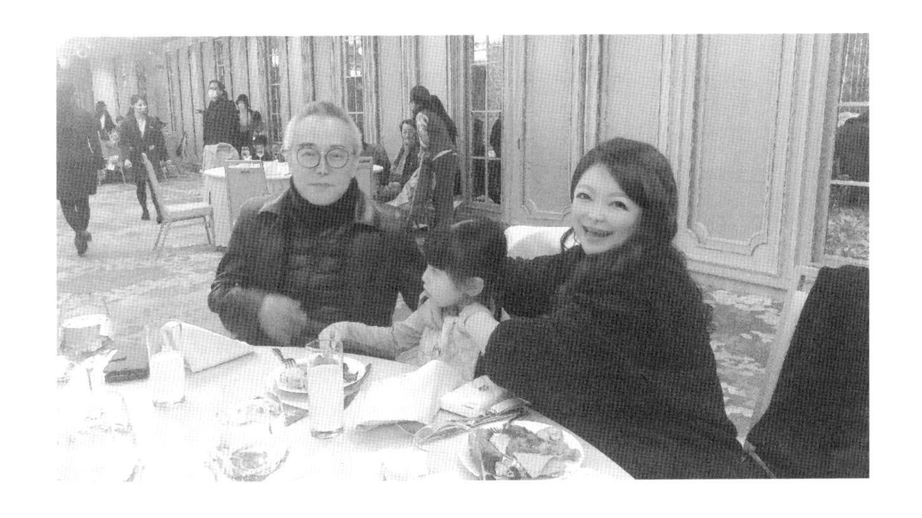

小茵問我：「爸爸，你會累嗎？」

我說：「不會，只要能讓妳早日恢復健康，一切都是值得的。」我沒有權利喊累，因為妳是我的最愛！

其實我相信生命中上帝冥冥中自有祂的安排。我曾經跟小茵說 2021 是我們重生的一年，沒想到才三天的時間我們就接到小茵確認肝癌末期的消息。談判了三個月，今年 4/1 是溫泉會館確定要交由我接手經營管理的日子，她雖然已經走到末期的人生，仍然與我一起慶祝這值得開心時刻。就這樣與兩位同事夥伴一起打拼，從早上工作到下午，確實很操，但日子倒也很充實，說用工作忘卻一切也不為過吧！

回想過去 20 年創業生涯中，不也是這樣打拼起來的嗎？就算被污衊、嘲諷、極盡手段的打擊我，網路霸凌事件一直到現在，我仍然不改其志，我依舊走自己的路，低調的開創民宿露營區的委託管理經營模式，一晃眼就是八年，八年來我像是一部沒有知覺的工作機器，消耗著我的能量與健康，而這幾年中一步一腳印，胼手胝足的建立起來的專業，肯定到我手上現在還有許多物業主要我去整頓。可是沒了小茵在身邊，這些都還有意義嗎？過去週六日，小茵跟娃娃會來幫忙招呼客人的日子還會再來嗎？我的一切努力，只為了小茵跟娃娃能過上更好的日子，曾經有人質疑到我都在經營溫泉會館了，何必還要把自己搞那麼累，我從不在乎那些閒言閒語，當目標確定了，只有往前衝，因為腦袋不聰明的我就必須靠勞力來補足，我很清楚自己是庸才，也了解必須要靠雙手來打拼……。

記得在五年前水中月露營區經營上軌道後，地主有意收回營區自己經營，面臨到地主這樣違反契約，小茵曾經跟我說：「爸爸，土地不是我們的，所以你把它做起來了，地主強勢收回是人性的必然，能捨就能得，不必要放在心上。」所以在爾後的委託管理上，我依然將營區當自己的土地一樣維護，都是來自小茵的正面觀念。

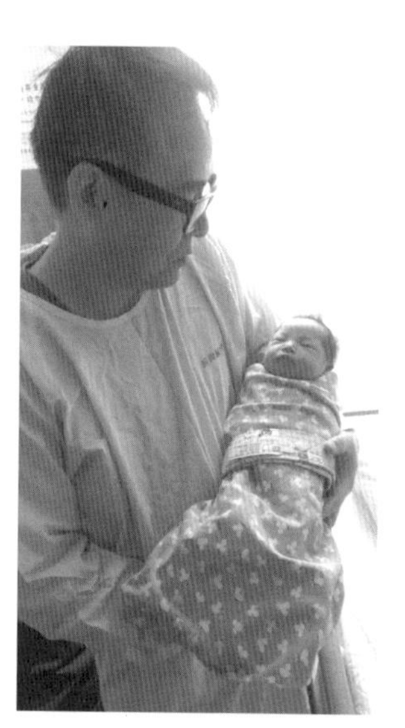

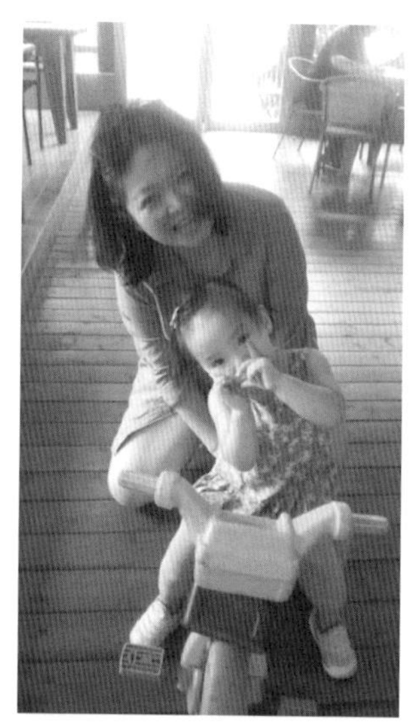

人性的可惡，卻也見證了我與小茵金石不換的堅貞愛情。

10 年前，有一個朋友想申請合作社經營，因為他沒有設合作社的地點，又不熟悉如何申設，所以透過朋友要求我幫忙，於是我借自己的辦公室給他當設立地址，電話也就裝在我辦公室這裡，所以核准申設好後，有產生所謂的電話費 8650 元沒繳，被我這朋友告上法院。我當時辦公室因營運問題搬了好幾個地方，所以檢察官傳票我三次都未收到而遭通緝，我根本不曉得我已經成為通緝犯，我還大辣辣的去參加這個背叛我的朋友辦的活動，然後他竟然報警說我是通緝犯，就這樣我就莫名其妙的被警察抓起來到法院，而檢察官看到我的學經歷，又是報社社長，公司總經理等等的，認為我拖欠這 6800 塊是藉勢藉端，也不讓我交保，就這樣把我抓去看守所。我也曾經問上帝你要我來這是為麼呢？當時人在大陸工作的小茵知道了我的消息，飛奔請假回來，回到台灣的這段時間裡，她每天風雨無阻地到看守所看我，既心疼又難過。她說：「爸爸，認識妳這麼久了，我相信你，你好好的待在這裡，忍忍就過。」於是我在裡面蹲了整整 52 天，外面沒有人知道，所以公司也就莫名其妙的收起來，整個公司的人都不知道我去哪裡，當時這是我人生最低潮的時候，人性的背叛讓我頓生絕望，我的小茵依然對我伸出愛，依然不離不棄，所以我發誓我要照顧她、愛她、疼她，直到天荒地老。

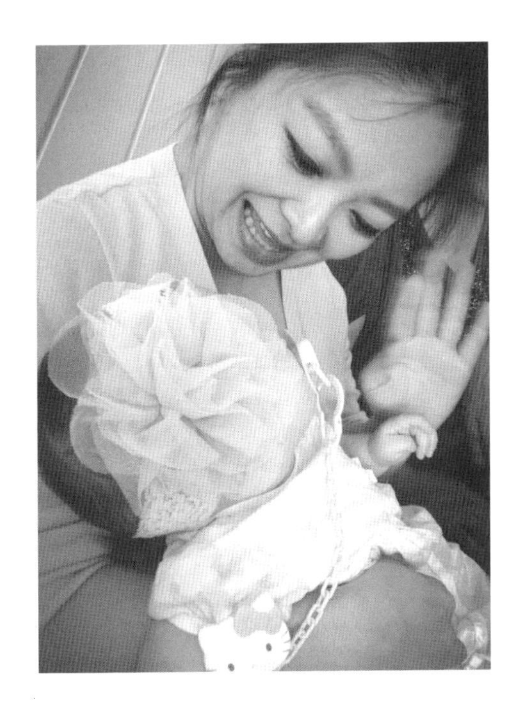

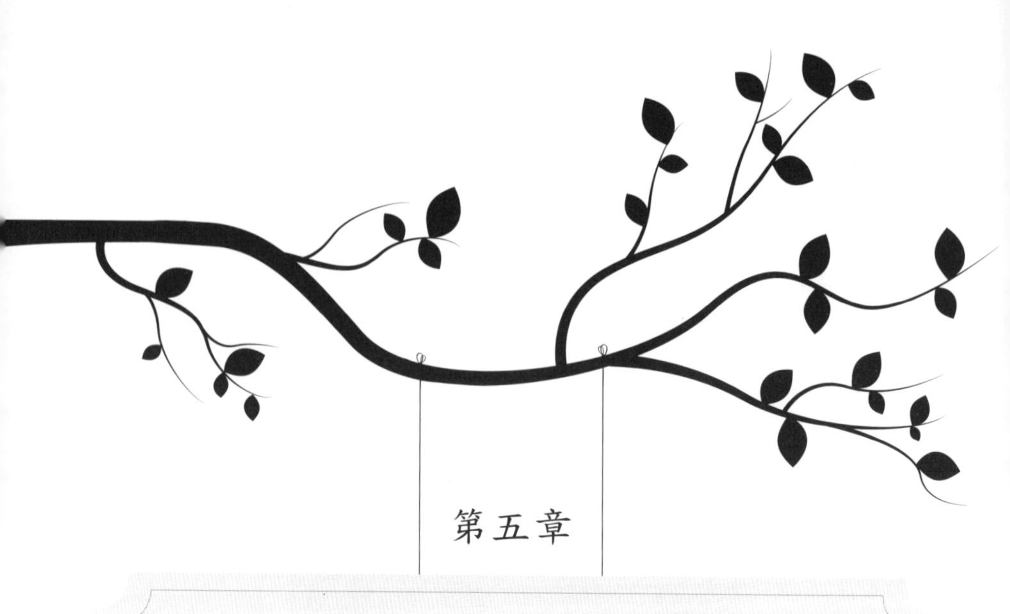

第五章

再度住院—栓篩治療

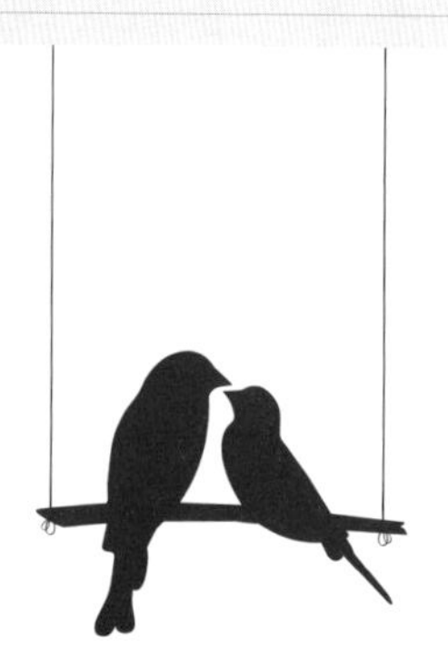

十天療程的標靶治療，奇蹟似的讓肝指數降了下來，而醫生也曾一度感覺這個療程有發揮了意料之外的作用，著實讓我跟小茵激發了向命運挑戰的勇氣，也因為這個進步的成果，終於可以讓小茵出院回家稍作休養。但是 228 連假之後，小茵又再次的住院，因為她在家裏開始出現疼痛及肚子發脹的症狀，我趕緊帶著她回到醫院複診，醫生說似乎標靶治療對小茵無效，而且因為有腹水積累的狀況，除了趕快抽取腹水外，必須再用另一種治療方式一栓篩治療。因為醫生說，標靶治療既然無效，只能再用栓塞去阻塞蔓延到其他血管的地方，看看能否奏效。我跟小茵毫不猶豫地接受醫生的建議，繼續用栓篩治療來做努力。

我的確佩服她的勇氣，雖然接下來的一週持續的拴篩治療的過程，我知道她是咬著牙撐過去的，但是這個方式，顯然對小茵的病情沒有太大的幫助。生老病死原是人之常情，可是你就明明知道有一個生命的蠟燭將消滅的時間點定在哪裡，悲歡離合竟然可以預先排期，想到這裡，我真的難以接受，我自己都無法安慰自己，更何況是小茵呢？這些日子教會的教友分批的到醫院為小茵禱告，給小茵帶來很多的鼓勵，親朋好友也都遠從中南部不辭千里的來看小茵。我看著小茵的病情持續的惡化，顯然這兩種方式對癌細胞的蔓延阻斷是無效的，肝癌只有標靶、栓塞以及免疫治療三種方式而已，就目前的治療方式已經使用了前面二種方式，我別無選擇只有再試試免疫治療一途了。這也代表又向著最後的地獄之門更靠近了一步，就在這時，醫療費用單來了。

希伯來書 11：1 說就是所望之事的實底，是未見之事的確據。

雅各書 2：22 可見信心是與他的行為並行，而且信心因著行為纔得成全。

當我翻著這章經節，我激動的感受到上帝聆聽了我的禱告，晚上淑玲姊妹要我到關姊家一趟，我跟關姊其實也不熟，只知道是一起上教會的妹妹，且聽聞她有很多付出愛心的故事，我依約過去關姊家，在她大樓的大廳上，淑玲姊與又潔妹妹也在，關姊婉轉並以安慰打氣的口吻說：「我的先生也是很早就肝癌過世的，跟小茵的情況是一模一樣，所以小茵的情況要醫治好是非常困難的，只是我們要讓她能夠很快樂沒有負擔的去接受治療。」關姊當場借了我 30 萬，我激動的內心哭了起來，在我徬徨無助的時候，在不知道怎麼走下去的時候，上帝垂聽我的禱告，差遣子妹來幫助我，我跟關姊說明，我暫時不會跟小茵說這錢是關姊幫忙的，擔心小茵內心會羞愧不好意思接受關姊的好意。但是我也跟關姊及在場的妹妹表示我有必要，也會在適當的時間告訴小茵，讓她知道在上帝的國度裡面在教會之間都有滿滿關懷的愛。

醫藥費暫時有了下落，但荒唐的是，我們這次住院的病床有三床，都是同一個主治醫師，在上午的時候，隔壁二個病床醫生已來巡診過，唯獨沒有來巡小茵的診，我們猜想醫生很忙，等下就會來探視病情，但是我們等了一整天，就是不見主治醫師的身影，頓時小茵情緒又毛躁了起來，再度對醫院的服務品質打了問號。我也開始懊悔帶小茵來和信醫院，先是算錯醫藥費，現在又是不按時巡房，如果當時留在振興醫院是不是就不會發生信任的問題呢？

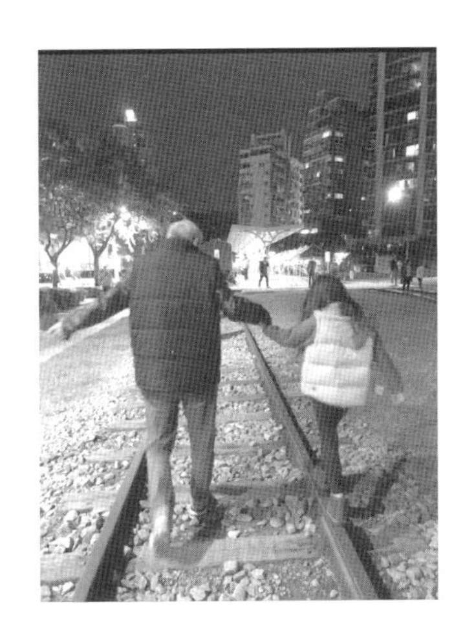

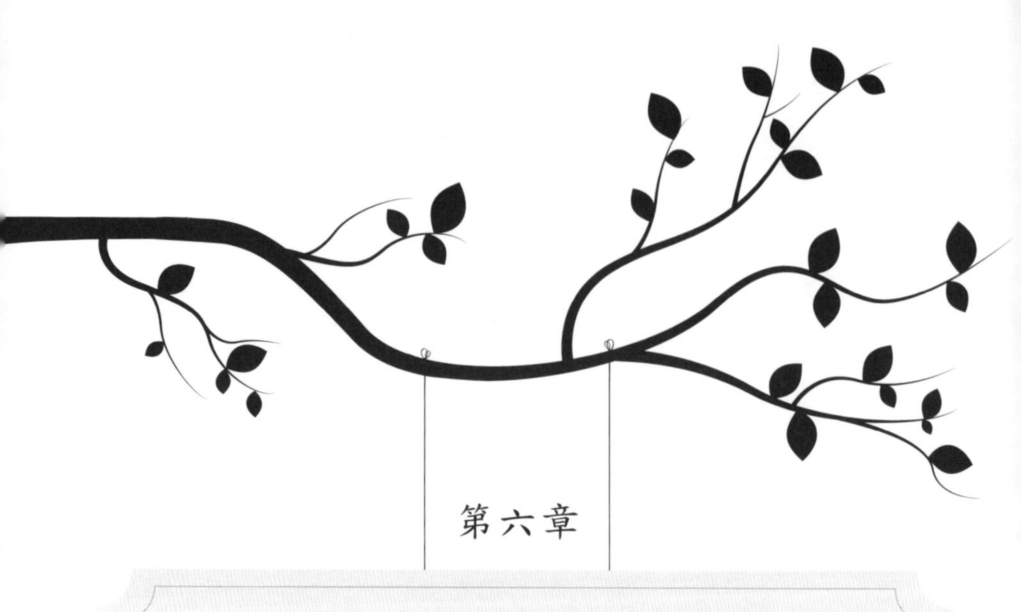

第六章

再生一線希望—免疫治療

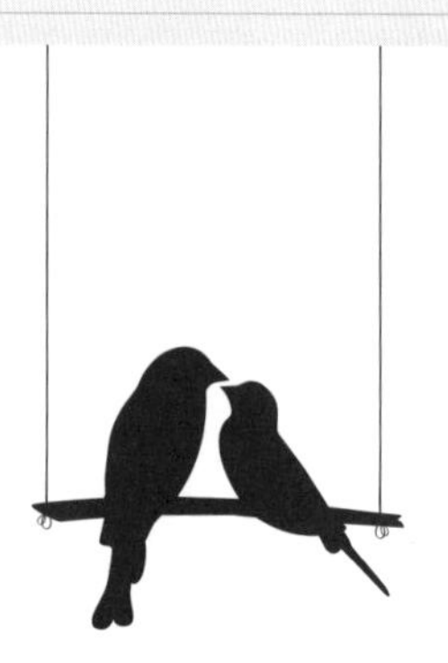

3 月 8 日那天，醫院的社工員、心理師、主治醫師都有來到病房，主治醫師再次的告訴我們，小茵的身體目前來講是可以來做免疫治療的，我問醫生：「免疫治療的成功機率是多少？」得到的答案是：「說明白的，成功治療的機率是 17%。」醫師問我們的決定如何，我毫不猶豫的跟醫師說我們等的就是現在啊，你不是說這是最後的一個機會，即便是百分之一的機會我們都要抓住它，更何況它有 17% 的機會，我們相信醫生，麻煩你就執行你的免疫治療法吧。

從開始的那天到月底，整整一個月的時間是免疫治療的的觀察期間，私底下我曾經問過醫師，既然標靶跟栓塞這二種方式都沒有辦法治療，有沒有可能切除肝臟或者是換肝的方式。醫生說肝臟移植費用非常的昂貴，而且要找到符合跟小茵的肝臟不會排斥的，重要的是，病人所剩的時間也不會站在我們這邊，所以醫師並不建議這樣做，因為它的成功率並非 100%，對像我們這樣的家庭經濟狀況來說，將會是更大的一個重擔。

其實我並非責怪醫師的態度，在他來說，醫療資源應該用在有救的病人身上，而不是用在存活率極低的患者身上。

我都能體會，但我無法認同她無法體諒病人的絕望心情。

晚間我在病床旁陪伴小茵，突然聽到她哭了起來，我驚慌的問原因，她哭著說：「我是怎麼搞的，怎麼搞到我的身體連一個醫治的方法都沒有？」我聽了相當的難過。我跟小茵說：「重要的是我們怎麼樣相信上帝，相信上帝將藉著醫生的手救治妳，勇敢的接受未來的任何結果，我們要為娃娃持續的禱告，目前唯有面對一切。」

昨天娃娃禮拜一上午的族語課程學到了嘍嘎（泰雅語堅強之意）這個母語，她很高興在晚上的時候就請阿嬤再繼續教她，她傳給了媽媽說要嘍嘎，嘍嘎瑪米（多吃一點飯）這樣子的一個母語傳給媽媽，我的心中感受到她對媽媽的期待，對媽媽的難捨，在這樣的訊息當中不言可喻。隔天晚上，娃娃希望可以跟我們一起睡，她平時都陪阿嬤睡覺，因為娃娃睡覺會常常腳會亂踢，但是現在媽媽的肚子不能踢到，因為肚子內的腫瘤太大，肚子都很脹很痛，我們當時在聊天與禱告，突然娃娃說她不太想上安親班，那我就跟他開玩笑說，既然妳不要上安親班，那爸爸就不必工作了啊！反正就不用繳娃娃的學費，哪知她聽了之後竟然號啕大哭，她說：「爸爸你不能不賺錢，你要賺錢醫治媽媽的病。」她把這兩件事情混為一談了。

我再度思考，世界的變化無常，這一秒決定的事，可能下一秒又有了變化，到底我所信仰的上帝究竟能否改變這一切，我一度軟弱了，一度對上帝失去信心，我甚至埋怨上帝，為什麼是小茵呢，然而很快我的悲觀嘎然而止，因為我看到小茵即使罹患如此重症，仍然在病床向旁邊的人宣揚上帝的愛，我看到的是她對信仰的堅信，看到她即便自己身罹大病，上帝依然在她身上做工。

小茵妳好勇敢。

我更堅信上帝的愛是永恆不變的，祂不會因著環境而改變，而對於我們的應許更不會因著時間過去而改變。上帝是看重祂話語的神，祂答應你的話語，必定會成就。祈願上帝賜福我跟小茵以及我的家庭。

很多朋友知道我的遭遇，傳來給我的鼓勵與安慰，我回的訊息：「我們很好，很勇敢，與病魔正面對決！」在免疫治療第二天，我如此寫著訊息給小茵：「我們時常會想放棄，但希望能透過「為了娃娃」傳遞『堅持下去』的心情，我們未來還有許多值得期待的事。」

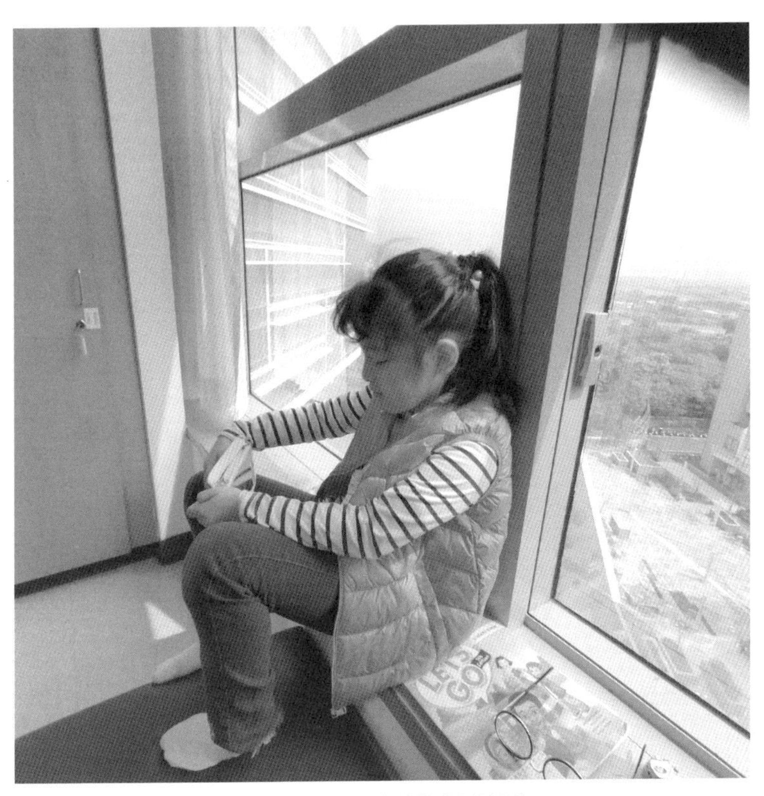

娃娃在醫院不斷地為媽咪禱告

3 月 24 日。因為這週一小茵打免疫系統的針，感覺好像身體又虛了很多，透過免疫治療有自己的自癒能力，小茵憑藉著相信上帝，堅定的心只為想多陪娃娃跟家人念頭，支撐著小茵積極面對治療，正面接受病痛帶來的苦難，在跟癌細胞對抗，小茵說：「哪怕只剩下百分之一的可能，只有相信上帝會看見、堅持不放棄就可能創造奇蹟。」

早上起來小茵說，我昨晚夢見郭台銘在這醫院的外面買了一塊很美很棒的土地，我突然又心痛起來，隱約地傳達上帝會為她開啟好優勝美地，為了上次算錯醫藥費的問題及主治醫師讓小茵覺得屌兒郎噹的感覺，小茵跟我商量可不可以換主治醫師，在這緊要關頭她希望將生命託付給自己信賴的人。雖然我覺得醫生或許有他的理由，處事總是要客觀，於是我找了護理長跟心理醫生談小茵的不安感，表達小茵想換主治醫師的意願，護理師找了主任跟我說明不是不能換醫師，而是小茵已經試了二種治療方式，而且效果並不樂觀，如果貿然換醫師對小

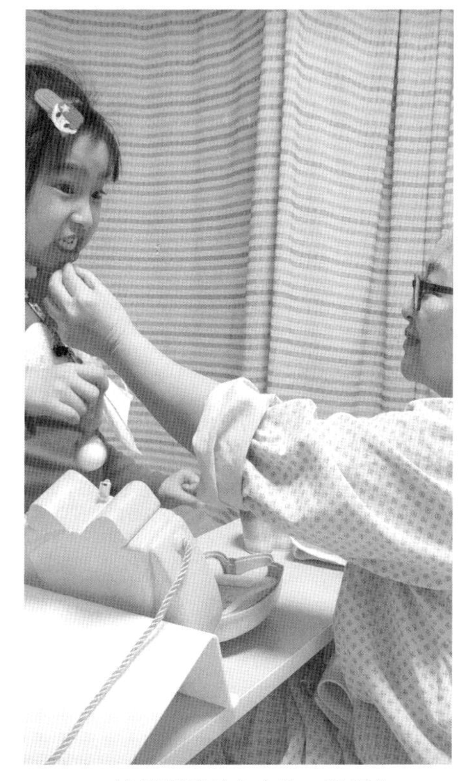

這是媽咪最心疼的一張相片

茵未必是好的，主任也說明陳醫師其實在風評是不錯的，醫術也不錯，但是小茵就是鐵了心，主任也只能答應小茵的要求，盡快地來更換醫師。

小茵的狀況越來越不樂觀，為了顧及後續的生活，我真的在照顧小茵之餘，必須要考慮重回管理露營區的會館，目前有些資源支持我，所以去跟其他營主談的時候，大家都有點希望把價位都抬高，條件都很苛，所以目前我只有簽兩個，一個在新社，一個在台北的萬里。原本南投的石竹山水也是要重新來接手，後來也卡到租金問題。因為土地範圍又增加了。然後要求我們必須把水池旁邊的平台建構建蓋起來，最後沒有談成。

此時我更明白未來會遇到的事情，都是為了要擴張你對上帝的倚靠。如同進入黑暗房間裡，相信燈一定會亮！

我今天的禱告詞：

親愛的天父，我來到祢面前，求祢安慰我那些不被了解的心靈深處，也幫助我正確表達愛與心裡的渴望。禱告奉耶穌基督的名，阿門。

我們不認命、不要懼怕癌症，哪怕只剩下百分之一的可能，只有相信才會看見、堅持才會實現，只要不放棄就可能創造奇蹟。

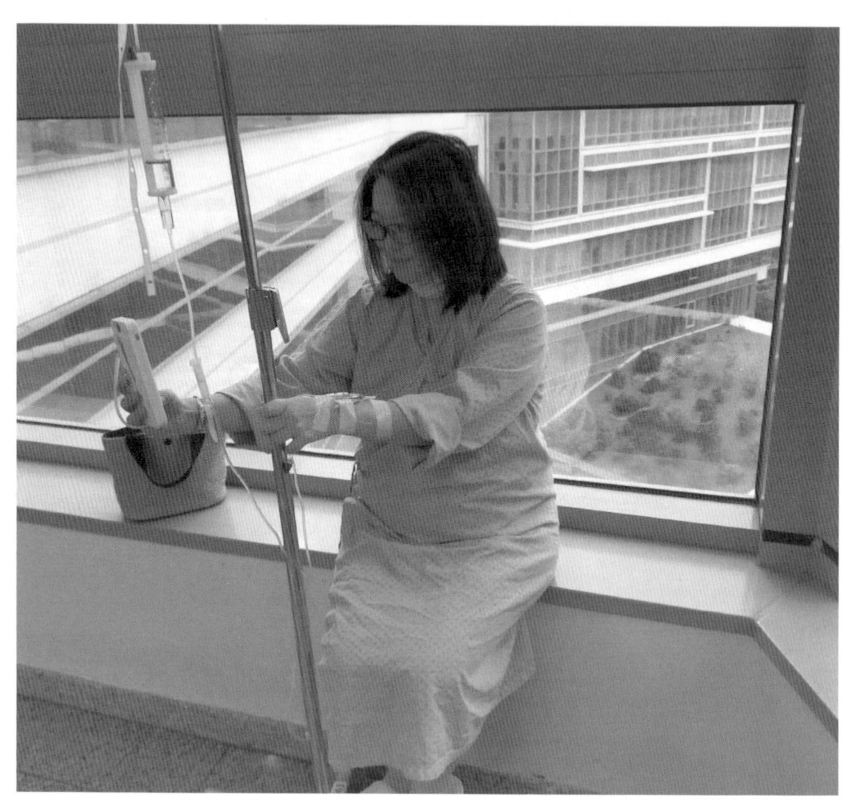

不時地跟親友們樂觀的視訊聊天

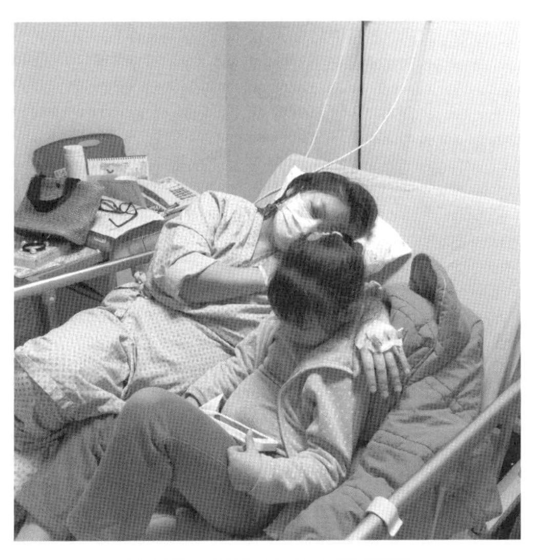

娃娃捨不得回家想多陪媽媽

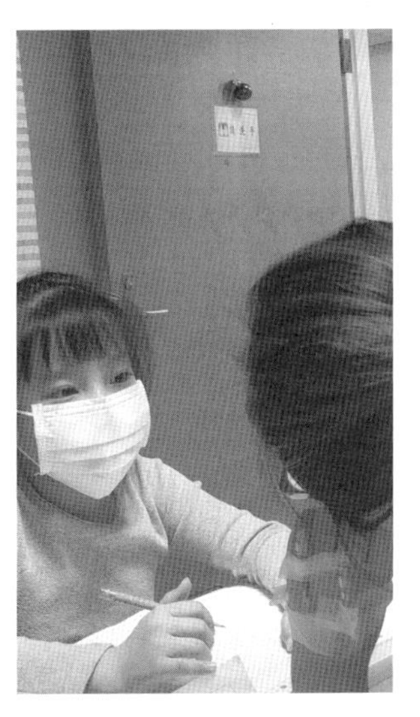

在醫院還不忘指導娃娃寫功課

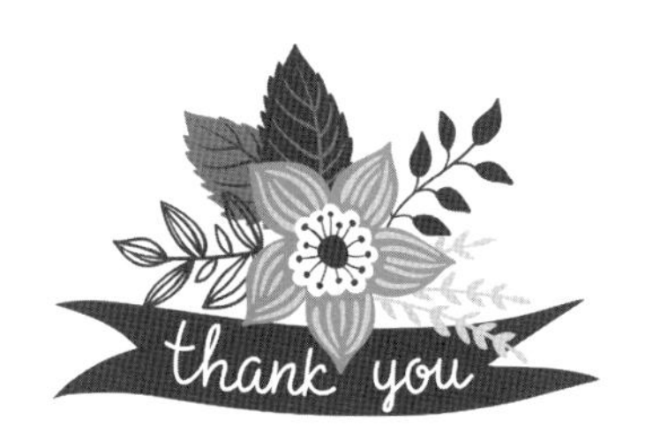

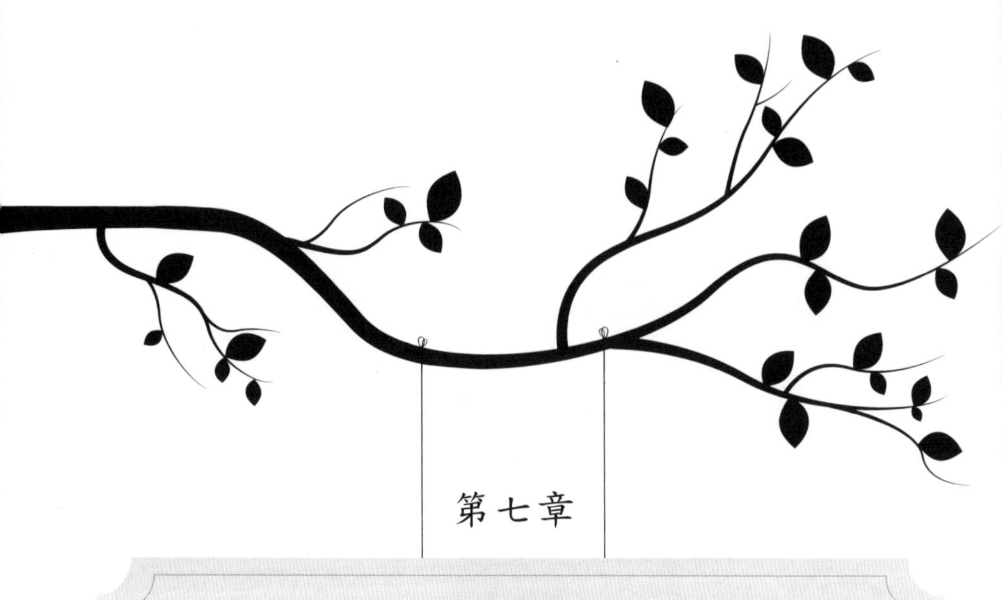

第七章

衝突

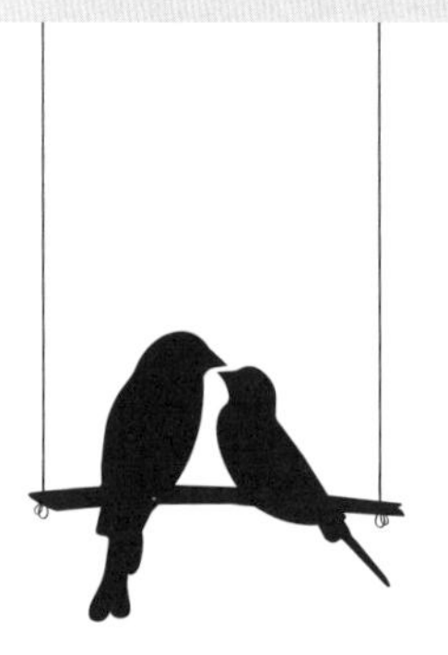

在健保制度規定下，住健保病房的病人每隔一段時間還是必須出院，但由於醫院的疏忽，在出院回家休息 1 個禮拜的時間，醫師開的藥竟然只開 6 天，也就是少了一天的藥物，也因為這一天的藥物不足，讓小茵的身體產生極大的反差變化，除了疼痛因為沒有藥物的關係，造成她情緒的暴走，也因此不再願意回到醫院去。因為她對醫院，尤其是醫生，已經產生極度的不信任感，也一直要嚷嚷著換醫師，這對我來說是極尷尬又困難的一件事，我當然知道醫生是努力的想救治她，可是或許醫師是在程序上的疏忽，但是因為這樣程序上的疏忽造成了小茵心理上極大的反彈。

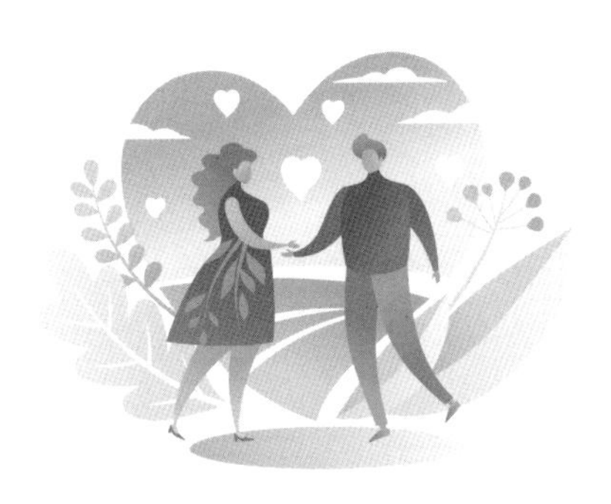

晚上我們又為了搬家而意見相左，是小茵住院以來在種種心理壓抑終於爆發的導火線吧。我跟小茵家人同住一個屋簷下要從認識小茵開始，乃至於小茵到內陸廣東上班的八年，只因為小茵的一句話：「爸爸，你如果真的愛我，就繼續跟我家人住在一起吧，大家互相也有個照料。」人住在一起久了，小摩擦總會有，甚至跟梅花媽媽大小聲，雖然我知道這是不對的，加上小舅子結婚生子，家中多了幾口人滿為患，我覺得這樣下去也不是辦法，而今因小茵面臨人生巨變，是不是趁此機會離開現在住的地方，想辦法找個新環境好好地面對一連串的醫療挑戰。

一早出門前，我交待小茵：「不要忘記吃藥，能吃就吃，能休息就休息，有體力就出來走走，好嗎？同時要多禱告上帝，我們在軟弱的時候更要去求主耶穌，我們要以主的力量為我們的力量。」但是後來又為了娃娃跟樂樂的事大吵一架，起因是樂樂好像又恐嚇威脅娃娃，因為他們在玩的時候可能娃娃做了一些不好的動作觸怒了樂樂，然後樂樂說如果你讓我打妳，我就不要告訴我媽媽，就不會告發妳，所以娃娃就覺得很很委屈，回來跟小茵說，為此我們有些爭執，小孩子之間本來就會有些打鬧，但是這都是小朋友之間的事，沒有必要把他極大化，但是我知道小茵可能認為自己的時間有限，所以她把任何的事情都要交代的很清楚，一定要怎麼做怎麼做，所以會給我很大的壓力，因為這原本是一件非常自然的一個小朋友的互動過程，但是因為對未來的無望感，讓她總覺得什麼事情都要交代清楚，這是我覺得很無奈的地方。

尤命，那是你自己沒有好的應對方式，不能怪病人要如何如何。

在這一週我們又為了娃娃上教會兒童排的事情，爭執不下，我在上社群網路的行銷課程這天，很早就跟她說好要去上課，在我學的正起勁的上課當中，她卻要我回來，我覺得我的課都繳了費了，這樣半途而廢是很浪費的事。但是她又說要吐不舒服，當時覺得她可能有不安全感而躁鬱起來，所以讓我很為難。所以在這天晚上回來就為了這些事情再跟她談的時候，我一時的情緒也就毛了上來跟她大吵，我亂甩我的手機然後就這樣跑出去，我覺得我這樣的行為真的很不應該，事後想起來很懊惱後悔，可是又能如何呢？這樣子的生活這樣的過程真的不是我想預見的，我真的快要失控了。

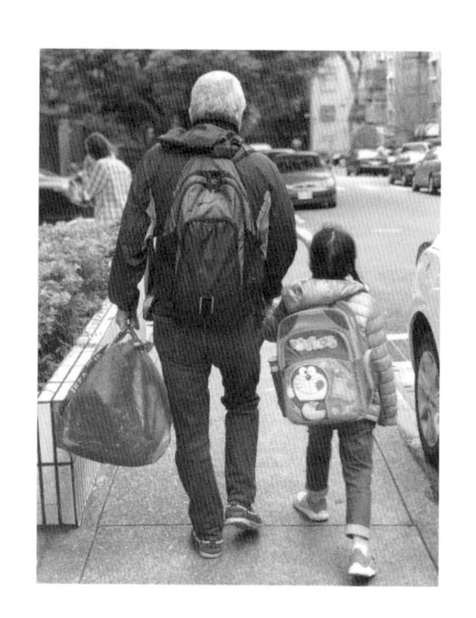

4/1 早上，我留了一封信給小茵：

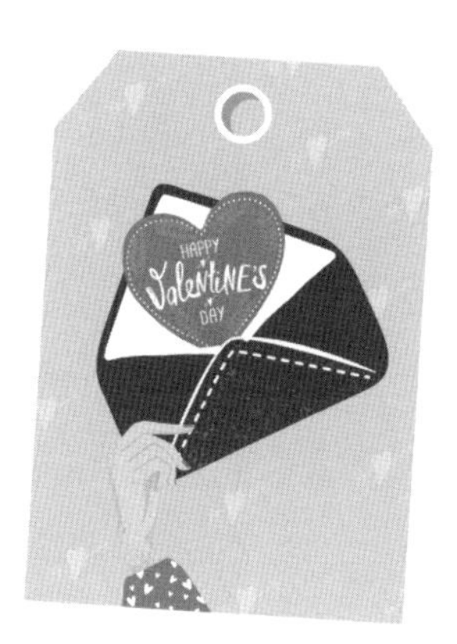

小茵：

其實你每天身體這麼的難過，身體日漸消瘦，我心裡是很難過的，可是我是男人，是你的老公，娃娃的爸爸，我必須要堅強，我必須要面對所有的事情，所以我也許情緒上有一些不好的時候，並非我的本意，我只希望你站在為娃娃的立場你要堅強起來，靠著上帝的力量該上醫院就上醫院，該吃藥就吃藥，我們一定要度過這個難關，我相信上帝會幫助我們，我拜託妳，妳要有信心，這麼多的教友來妳也不要排斥，大家都是關心你而來，有親朋好友來，大家也都是為妳好，我希望我們能夠在這麼多人的集氣之下，我們能夠慢慢的恢復我們的家庭生活好嗎？小茵加油！

原本今天跟醫院安排好小茵要去醫院，她昨天晚上跟我說：「我不想去醫院，我害怕上醫院。」她的情緒會嚴重影響她接下來診療的排程。我知道這些事情很煩，但是我總是慢慢的放下心來慢慢的跟她說，也放下我原本該做的事陪她，無非是為了她好。有天大約在娃娃第二堂課的時候，老師打電話給我說，娃娃可能肚子有點痛，要我去學校接他，我去學校接了娃娃看到她身體不是很舒服，回家以後就讓她休息一下，後來醫生說是輕微的腸胃炎，心情比較放輕鬆了。娃娃在家裡休息的時候突然說：「爸爸，我不想寫作業。」後來卻又跟我說：「爸爸我要寫作業，因為我不能落後同學太多，我會慢慢補上去的，我以後要成為世上有用的人。」這句話聽了好窩心，真是一個非常乖巧的小孩。

主啊！你是何等的慈愛，求你幫助我們的家庭，讓我們的家庭能夠在有爸爸媽媽的扶持下，讓娃娃慢慢的長大成人，這是我們所期盼的，我們的祈請求，求主垂聽！

16：51　4/2

我真的不知道要怎麼樣才能讓她去醫院，主啊！我該怎麼辦？主阿求你告訴我我該怎麼辦？

我壓抑了很久的心情終於潰堤，向小茵說了很多難聽話，雙方的衝突一觸即發，我甚至要請救護車來，小茵硬是不肯，說請救護車來會讓社區的人知道她得癌症，我想載她去，她還是不肯，說等她休息一下再去，但我知道這是她推托的理由，沒有辦法，我只好求助她的好朋友 Serena 老師，終於在 Serena 的勸導下她願意回到醫院。回到醫院後，她的肝指數已經飆高到 180 萬，黃疸也出現了 2.3，這時她的狀況是非常的不穩定，又有躁鬱以及恐懼症的情形發生，這應該是跟他的黃疸有關係，所以講話會有語無倫次，一直出現說話沒有邏輯的現象，醫生說一般治療效果不佳的人，通常生活態度容易偏向消極、絕望，接受治療的態度通常也較為消極、被動，我想小茵的反應應該是這樣的反證，我又何苦對她惡言相向呢。小茵這次住院狀況比之前更差，現在只能以緩和情緒及營養均衡來治療，免疫治療的針暫時緩一二天再看看。因為狀況不穩是不能打免疫治療的針的。

我扪心想著：我們不是憑藉著上帝的恩典，想想要多陪家人念頭，支撐著我們積極面對治療，跟癌細胞對抗嗎，我反省著我何苦為著這事兒情緒過度反應呢？

生病的是小茵不是我。

這幾天在病房跟小茵做了更深度的溝通，也會要求我推她到醫院的禱告室，更會三不五時的推她到醫院的長廊遙望北投的家，她說：「爸爸我們一起拍張照，我們倆個多久沒一起照相了。」她也曾經抱著我說：「爸爸，我知道我很躁鬱，請原諒我生了這麼大的病，讓你辛苦了。」我說夫妻之間沒有什麼原諒不原諒的，大家要互相，倒是希望因為我們有信仰，我們要堅持要堅強起來醫治，打破任何的困難。

我要反省與學習，這些天最常出現的心理障礙，包括：「自己的同理心不夠，自己沒有以往的情緒管理。」這兩種態度都是讓我跟小茵之間造成難以撫平的痛，小茵認為自己喪失對醫生的尊重與信賴，因此自暴自棄、失去繼續努力的堅持，變得容易動怒、感覺孤單失去安全感。此時的小茵多麼需要親友不斷地關心支持，讓小茵知道她在親友心中依然是最重要的，來撫平她不安的情緒。

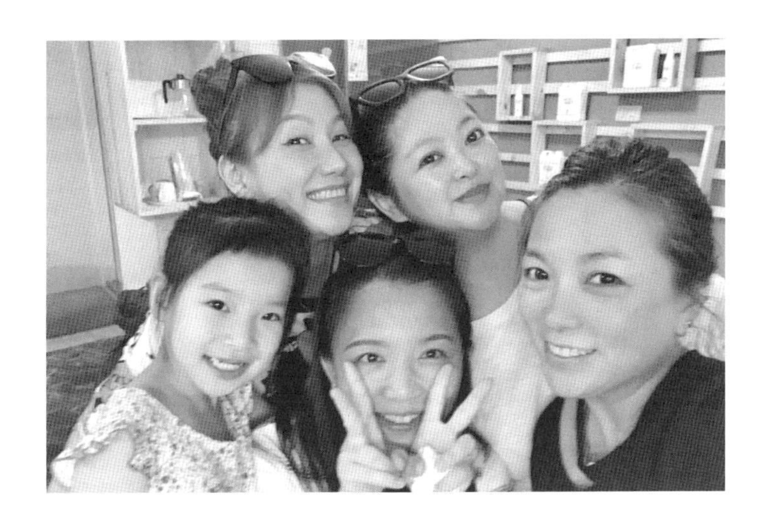

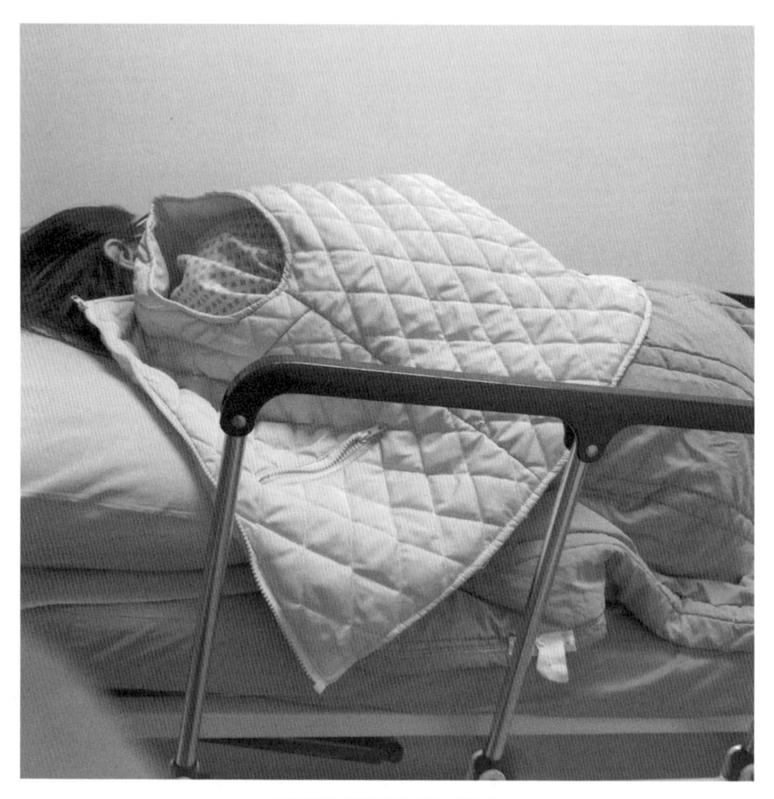

到醫院都仍悶悶不樂的

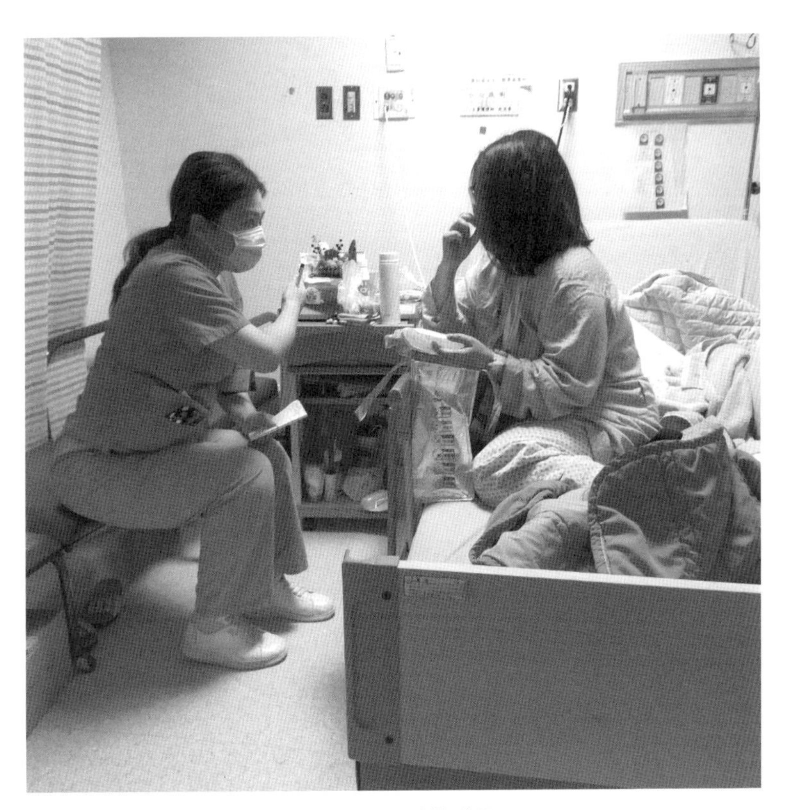

醫護人員跟她做溝通

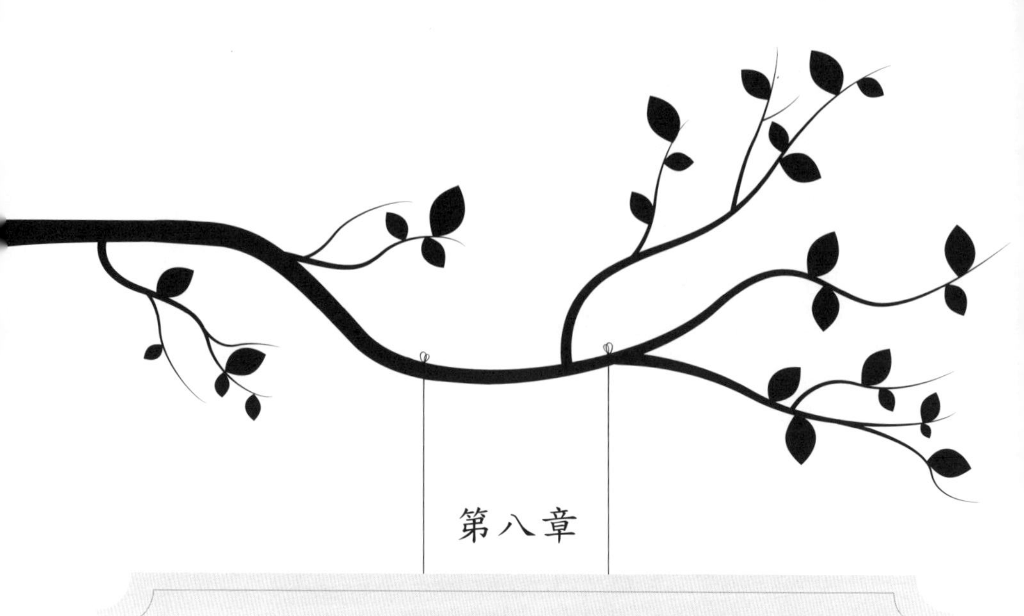

第八章

人心的軟弱—心理治療

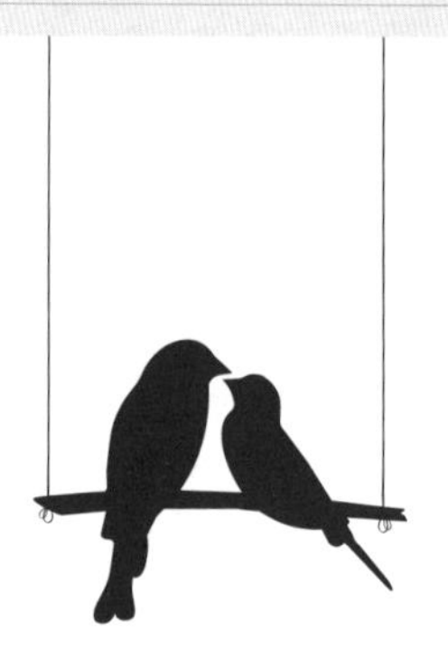

住松山的月紹姑姑離我們北投家最近，小時候也都是月紹姑姑照顧小茵她們姊弟，關愛之情至今依舊。小茵跟我說，姑姑跟她深談過。生老病死這些都是我們人生必經的過程，如果真的身體有什麼狀況，我們可能要分好的跟壞的兩方面去想；如果是壞的，娃娃要怎麼樣安排，她的教育和安置照顧該如何幫助尤命來處理。非常懂事的小茵心情也很平靜，也坦然接受這樣的一個結果，其實，她的平靜對我來講有欣慰也有苦痛，因為畢竟我們相知相惜 22 載，談分離何其殘忍與悲哀，當然都希望往好的方面去想，但也不得不做最壞的打算。

「我如果離開，我最擔心妳的身教問題，你太過度的寵娃娃了，如果上帝真要接我回天家，娃娃絕對要交給阿嬤帶，不可交給其他的人，要固定在 serena 的補習班學英文到高中畢業，同時要把我骨灰安置在陽明山上的臻愛樓，不要帶回台中的老家達觀部落，我怕路途太遠，娃娃也沒有老家的記憶，擔心她將來找不到我。同時我的告別式要用教會的儀式辦理。」小茵一口氣說了這些，應該是在交代我後事了吧。

心理醫師幫我們一家三口安排了一個親子的相處時間，請我們陪娃娃貼貼圖、剪貼。心理醫師如此的做法，是希望娃娃也能夠慢慢的從這種體驗當中去了解到媽媽的身體可能面臨到非常嚴重的狀況，孩子的心理層面是必須要先平撫，也必須要先做好心理準備的。過程大約兩個小時的時間，娃娃跟媽媽在跟心理師跟助理的帶領之下做好了很多的一些貼圖，今天的主題是我們的家，用星星代表爸爸，用愛心代表媽媽，用月亮代表阿嬤，然後在組合的家裡面貼上這麼多的圖案，代表著這個家庭有阿公有阿媽有爸爸有媽媽，我覺得這樣子的一個親子活動，在心理師跟助理的帶領之下是一個很好的啟示，就這點來說，我還是非常感謝醫院做了一個這樣的安排，我真的需要這些幫助，當然這樣的作法，也是讓我們學習從最壞的打算裡面去做的一些互相關懷，互相分享，互相扶持的心理訓練。

3 月 12 號，小茵今天是進行免疫治療的第四天，我明顯感受她的體力好像越來越虛，一直都是沉睡中，所以現在跟她說話以不刺激她為原則。趁姑姑來醫院探視她的機會，我去辦了很多的事情。

醫生還有護理師跟我們耐心的談起病況，雖然今天原本可以出院休養，但醫生說小茵現在的黃疸越來越高，肝指數也一直飆高中，腫瘤也越來越大，在肺的部分也發現有癌症的細胞漫延，所以他們已經認為標靶、栓塞跟免疫治療全都無效，所以不以癌症治療為主，而是以舒適緩和的方式治療，也就是安寧病房，這是我今天聽到最難過的話，今天也沒辦法出院了，還要繼續留在這裡控制黃疸跟腹水的問題。

我知道這天會來臨，但我不是就這樣可以釋懷的人，我想求助上帝，請祂聽我最後的願望。如果有優勝美地的那片園地，請上帝伸出雙手迎接這個善心美麗的女子到您的身邊。

在這一週的互動過程中，我也體會到要做好照顧者的角色，首先要控制自己的情緒。畢竟罹癌的是小茵，抱怨與計較都是多餘的。小茵會情緒不穩，當然是在處於焦慮、恐懼、憂鬱的罹癌情境當中，醫生與心理醫師也很清楚地告訴我，打針吃藥會降低小茵身體免疫系統的功能，會降低抵抗力，也會讓癌細胞更加容易繁殖，並迅速地滋長蔓延。當然很重要的是長期不安的情緒，也是助長癌細胞產生蔓延的重要因素之一。所以我告訴自己，從現在起絕對不可以在跟小茵發脾氣，一次也不行，我禱告上帝給我不埋怨的心，要跟小茵互相勉勵，我同時也將自己的經驗說給我的家人，我只希望在治療的過程當中如何維持小茵的情緒穩定，是我們家屬心理要調適的。照顧癌症病患的壓力何止之大，照顧癌症病患，是要長期抗戰的心理準備。尤其處在這樣剩餘不多的時間壓力當中，更需要適當的陪伴與關照。

因為我把小茵的身分證搞丟了，所以今天一早趁她身體還好的時後到區公所的戶政事務所辦新的，但是因為要換相片她原來檔案的相片超過兩年就不可以使用，所以要到樓下的快照去照，但是她一直很堅持要美美的畫些妝，為了這件事情還跟她吵得不吵得很兇，她想要在人世上要留個美美的吧，我竟然連她這樣子的一個要求好像都不允許，現在想起來我真的是有點太過頭了。

當我們生活常經歷衝突、挫折或是低谷，當我們覺得眼前茫茫時，就讓我們一起來禱告吧，求天父親自帶領我們往前行。

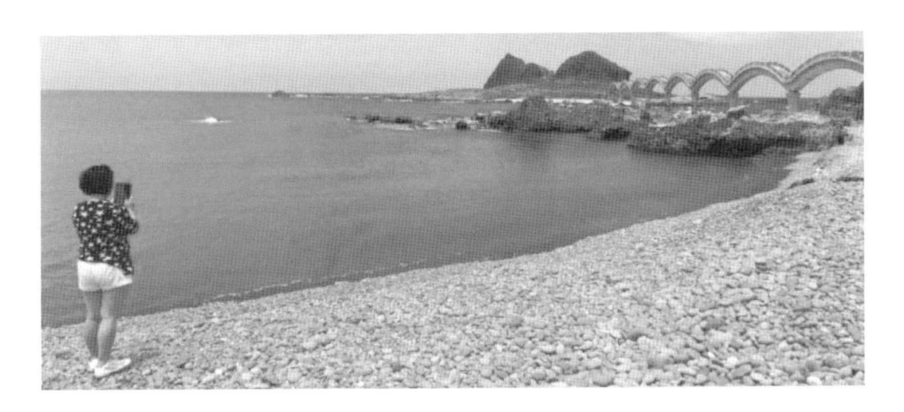

〈走過高山低谷的秘訣〉

生活有苦澀、有衝突，也有天父滿滿的豐盛與祝福！

親愛的天父，我知道人生的每個階段，你都與我同行，求你幫助我堅定信心，知道祢一直都在保護我們這個家。禱告奉耶穌基督的名，阿門。

我必須一提，在小茵離開的前兩天，很多好心持續關心我們的朋友，有介紹到林森北路的聯合中醫醫院去看診，因為有很多的病例在這裡都得到很好的治療，但是不容易掛號，朋友還要我們一早就直接去堵醫生的看診時間，請求他幫小茵的症狀做最後的努力，小茵一直沒有放棄治療，所以在這兩天他都積極地跟醫院安排能否請假半天，醫師跟護理站也按照她的意思，給小茵安排請假，可是真的到了請假這一天，（我記得是周一）卻又很多的程序要走，有的說要先辦理出院，因為醫院他們這邊沒有所謂的請假的一個程序，所以小茵感覺到醫院像是百般的刁難，當然我不認為他們這是刁難，醫院有自己的管控程序，尤其每一天的護理師都不同，所以護理師可能接收到的訊息也不同。好不容易在周一安排了時間，我們卻沒有辦法依約前往林森北路的聯合中醫醫院，不單單是小茵很氣憤，我自己也認為醫院簡直說話不算話，但是在這個時刻我沒有生氣的權利，也不想讓小茵有任何悲觀的氛圍。

「別氣餒，我們再努力的跟醫生爭取吧」

「好，下週一再去一次。」小茵如此堅定地回答。

於是我順著她：「今天我再試試看跟醫生請求，我們等妳身體好一點，下一週再去」她說不到最後關頭，我們不要放棄任何的機會，我看到她對生命勇敢的心，然而從今天起小茵已經處在近乎停滯的狀態，所以凡事都順著她，鼓勵著她的意志。

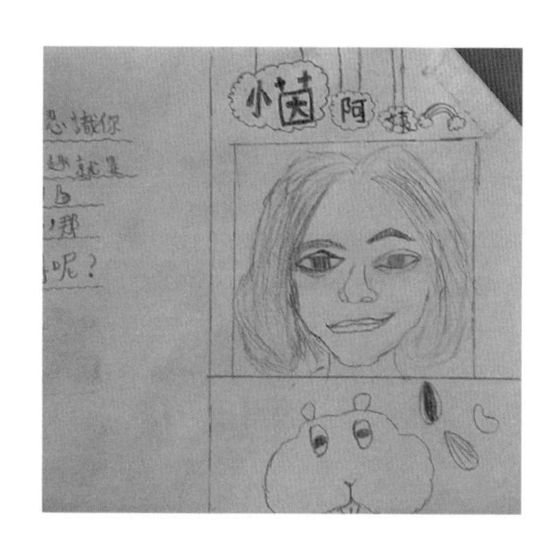

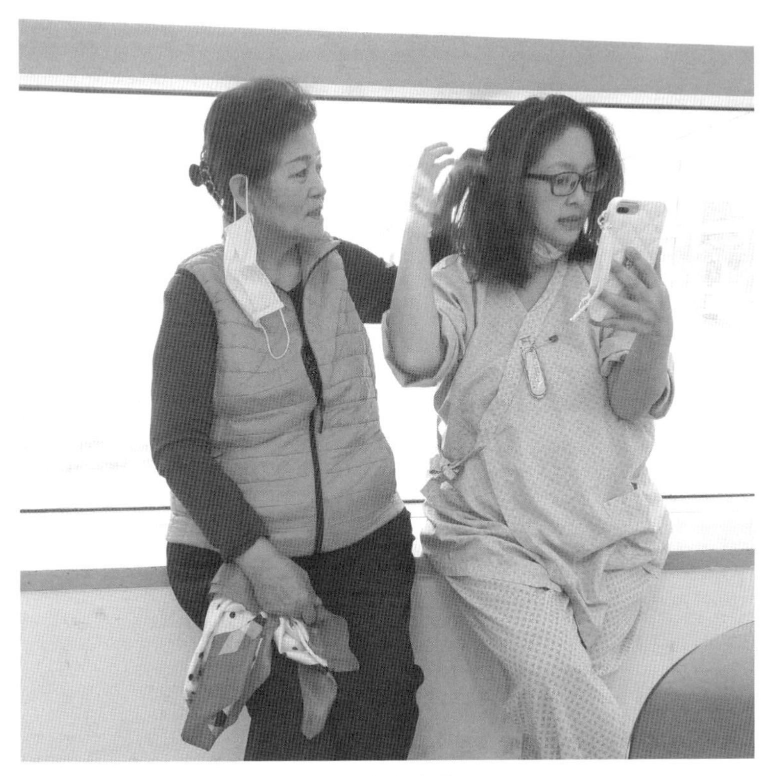

梅花嬤與小茵

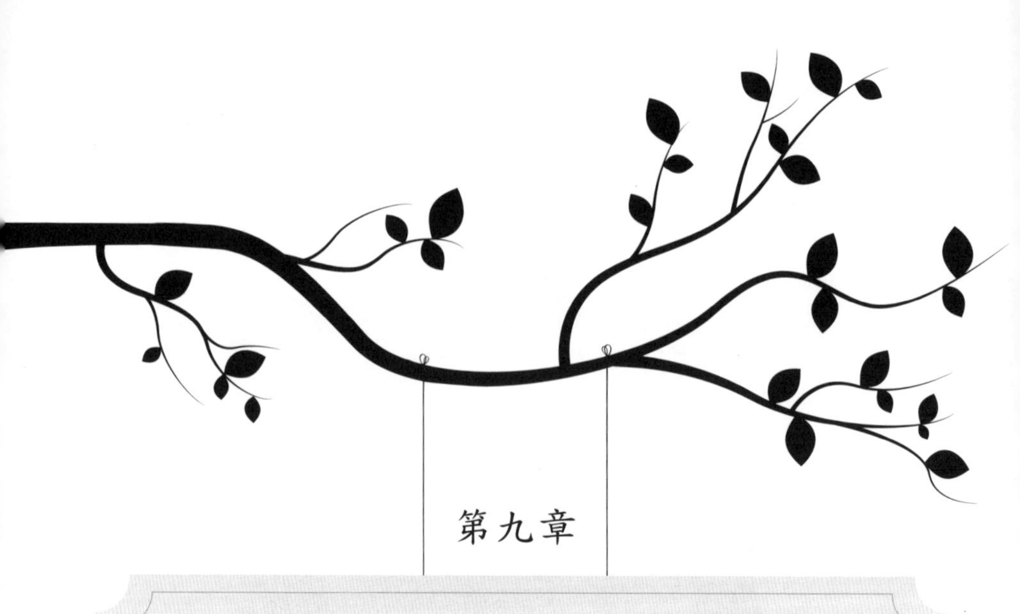

第九章

遠行前的凝視—安寧病房

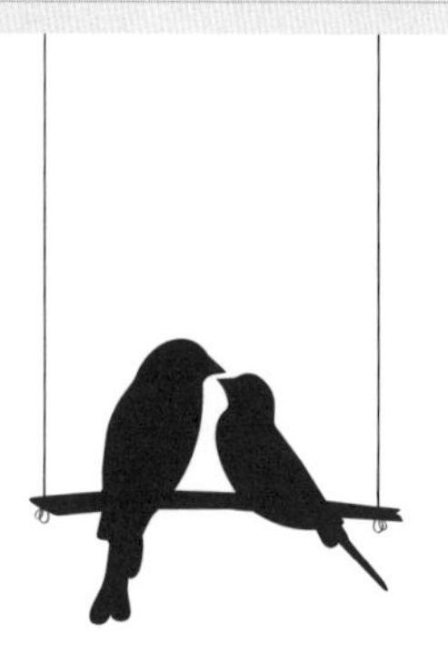

整晚我都沒什麼好睡，看著小茵日益憔悴的身影，臉色變得越來越蒼黃，心中塞滿了再也塞不進去的愧疚感：為什麼在這 22 年來沒有好好的照顧她？她得到的疾病竟然是這麼的無法治療，似乎沒有什麼退路直接的宣判，怎麼會這樣？

我在醫院長廊來回不停的踱步，我不停的想，想著我的未來到底要如何，如果沒有小茵的日子娃娃怎麼辦，我要如何拉拔娃娃長大呢？昨天晚上桃園的慧慧表妹傳簡訊說她擔心大姐一直睡不著，我傳訊息給她，我告訴她其實姐姐現在的狀況非常的不樂觀，從第一次的治療標靶跟栓塞都無效，這次是第三次住院只剩下免疫治療這一個方法，如果免疫治療法也沒辦法挽救小茵的病情，我只能仰望上帝一切按著上帝的旨意去做了。

幾天後，由於我必須到新社綠大地露營區一趟，小茵一整天簡訊傳的文字不多，「爸爸我想你」，讓我的心情像我的車一樣，在高速公路上開得極不平衡，我當然希望在她身邊，但是因為工作的關係我必須要下台中調整工作，讓所有事情都上軌道恢復往日的生活。在車上我止不住淚水，我哭著問了上帝，上帝回答了我，並利用我的內在力量使我堅強和平靜下來。

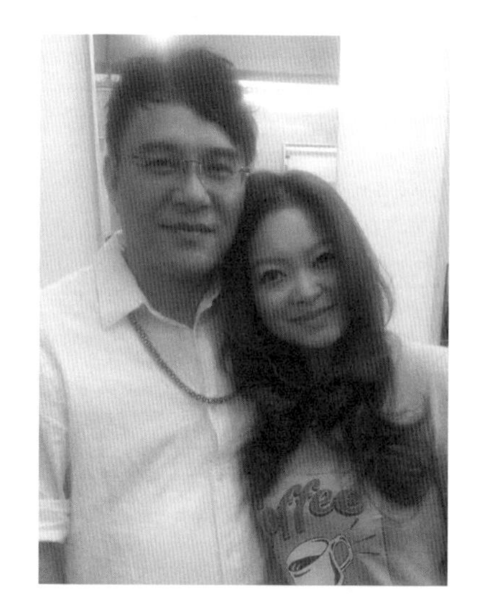

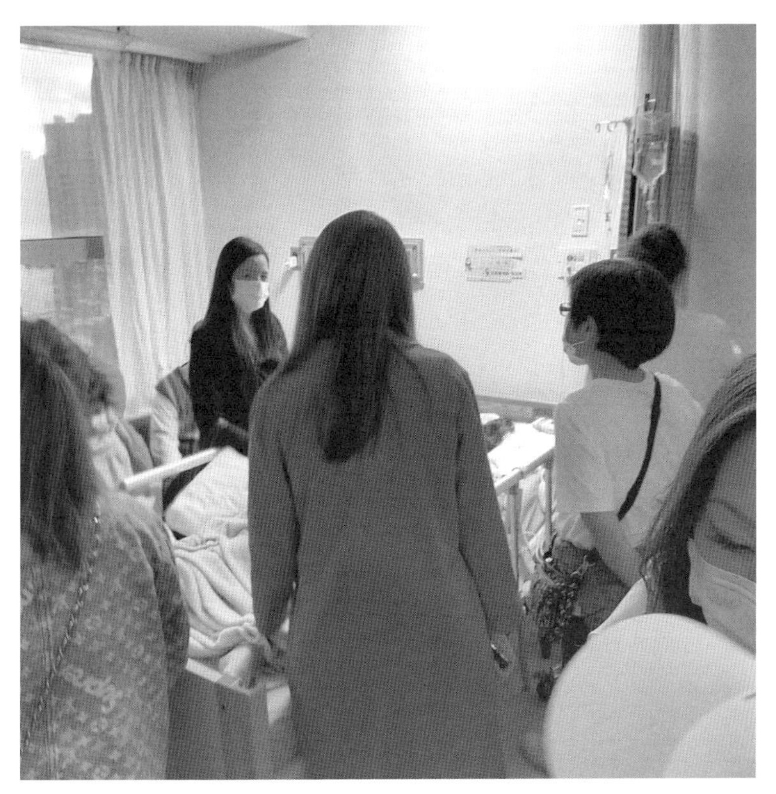

親朋好友在病房最後的陪伴

隔天醫院裡社工科有安排盧牧師來看小茵，並為我們禱告，盧牧師是醫院固定安排的牧師，跟小茵談了很多生命的意義，同時為小茵的生死觀做最好的詮釋，牧師走後我跟小茵再次禱告。

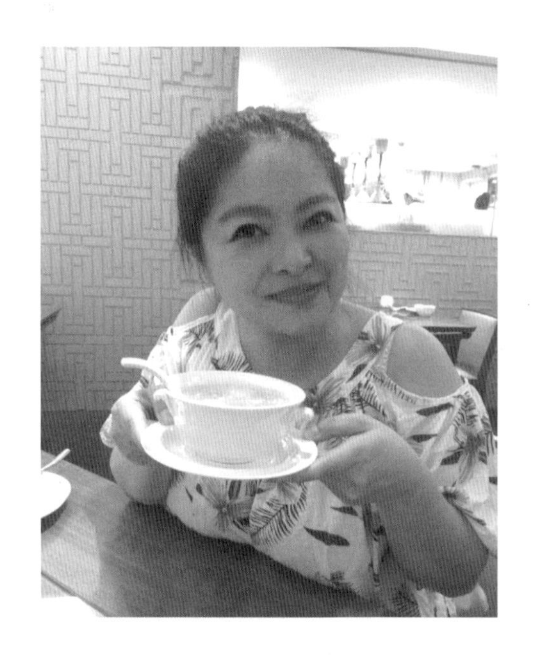

在我們哭泣誠心的向主祈求的今天，上帝回答了我，並利用我們的內在力量使我們更堅強更信服這位無所不能的神。

有天晚上我真的很離譜，因為我帶耳機看手機，所以我聽不到小茵在叫我，她說她叫了十幾次，沒辦法他只好用毛巾丟我，讓我知道她在叫我，我當下非常生氣地跑出去，冷靜過後，想起來是我不對，現在是非常時期，我應該要撐到最後，我低著頭回去跟她說聲對不起，我覺得這是一種苦難中的學習吧。

因為太熱而睡不著的我，跑到外面沙發去睡，我知道她不能吹冷氣，可是後來小茵傳簡訊說她睡不著，原來她是多麼的需要我在她身邊，我怎麼可以自私到只想到我自己。早上 7 點我才被娃娃叫醒，是不是我每天再照顧再打工身體累壞竟然會晚起，我很少這樣，上帝在提醒我要多照顧自己的身體多休息。

凌晨起來看沉睡中的小茵，心中感慨萬千，一直多麼盼望主耶穌祢能夠讓我更多的時間跟她相聚在一起，我們相親相愛 22 年，我們覺得應該在再相愛 22 年，無限個 22 年。

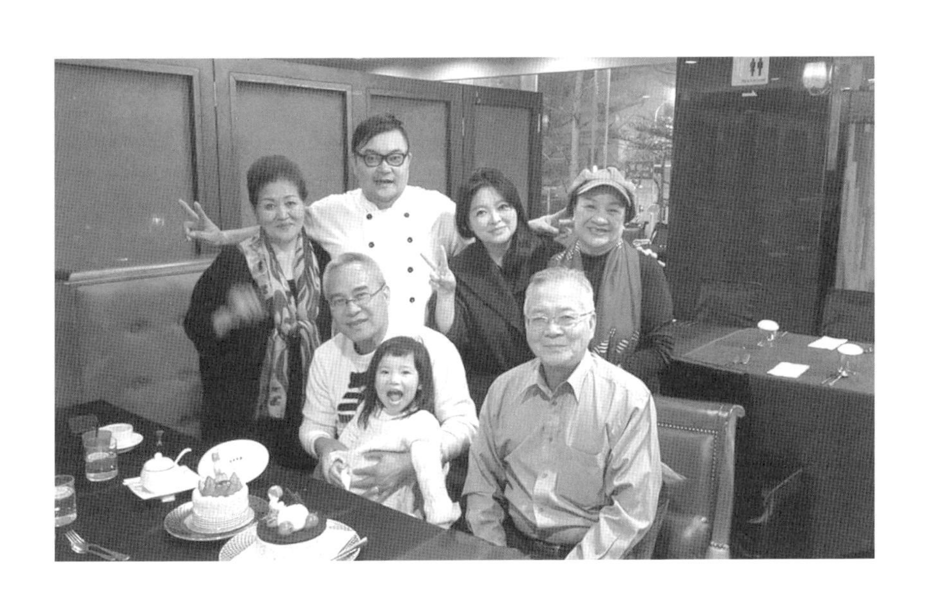

主啊！求你給我們更多更多的機會，讓我們跟娃娃能夠有更多相處的時間，求主幫助我們，帶領我們。

佳欣、小姐姐、柏青、小美他們都來家裡看小茵，我感受到小茵的心情很快樂，雖然每天都有不同的朋友來看她，至少給她一點信心，讓她跟朋友的多相處，當然我也希望她的體力能夠透過這樣子的交流，讓自己的體力恢復及抵抗病痛，我知道信心會釋放出無比的力量。

娃娃跟又婕阿姨親自朗誦經文還有唱詩歌給小茵，我從小茵的臉上看出她內心充滿了靈糧，我更感覺到主耶穌的愛在這當中是多麼的喜樂。

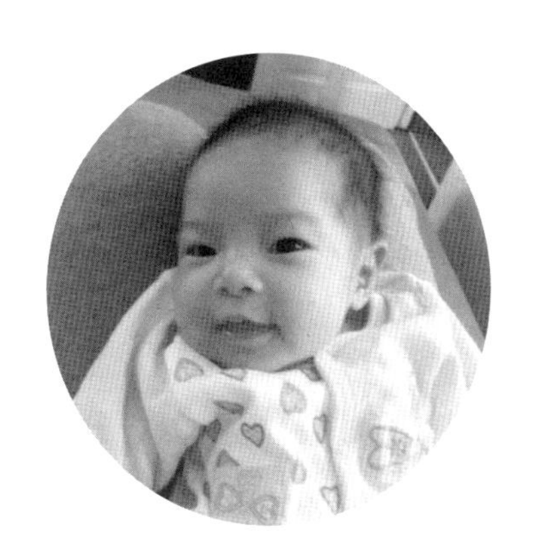

這是娃娃念的經文：不愛弟兄的未承認識神因為神就是愛凡有愛心的都是由神而生並且認識神。

約翰一書四章 7 到 9 節。

我跟娃娃說媽媽生病很嚴重，也許會像美麗的阿姨一樣離開我們去當天使，她說，你跟我講好幾次了。我嚇了一跳，原來我每次跟他說媽媽很嚴重，她就知道我說的意思？我不希望她知道是怕她難過也怕她承受不了，但是看她似懂非懂的表情，只是讓我更加難過。小茵的狀況已經接近到緩和科來介入，心理醫師也加入，往安寧病房的方向越來越明顯，因為醫生已經放棄治療了，表示這三種治療都已經失去了對抗癌細胞的效果。最後，智慧也出來跟我談，說小茵有跟她談到娃娃未來的事情，她說他會專心的照顧娃娃到長大，家中多一副碗筷對她來講沒有什麼，我當時心裡非常的感動，教會也很多的朋友都說有任何的困難都可以去請他們幫忙，我真的在感受，點點滴滴都記在心裡面。

跟小茵終於開誠佈公的談談，萬一真的上帝必須要召她回天家，她有什麼樣的想法，我發現她比我平靜，或許信仰對她的力量已經在發酵，當然這對我來講是好事，因為每天看她這個痛那個癢，又是乾咳又是吐，真的對他來講我又心疼又愧疚。眼看著小茵的病情每況愈下，我開始思考萬一小茵真的離開，我要怎麼處理後續的問題，於是打電話給教會的竹嘉弟兄，看是不是有合適的跟宗教有關係的葬儀社，竹嘉弟兄也很快的回應我介紹了王弟兄給我，於是我跟王弟兄約了在醫院碰面的時間，想到這件事情真的要感謝上帝的慈愛一直圍繞在我的家庭當中，原本我是約 4 月 13 號跟他見面，王弟兄卻在 4 月 12 號提一天來到醫院找我，他會提早是因為他看錯了時間，也因為這樣的陰錯陽差，我已經跟王大哥在前 1 天有很完整的了解後續處理方式，如果是在 4 月 13 號見面來談，後續的事宜我相信 4 月 13 也就是小茵離開世界的這一天，我將會慌亂到不知道如何進行後事，所以上帝真的是慈愛的讓我在這件事情上有較圓滿的處置，上帝知道我必須要提前一天了解所有的狀況。

主阿！願我的意念、行為、言語，都照祢的旨意，因為祢是我親愛的父，必顧念我。求祢保護我，引導我，賜福與我，使我每一天為愛祢而活。

因為小茵簽了不急救同意書，所以醫生基本已經準備讓她平靜的離開這世界，我每天看著小茵狀況越來越差，不得不通知了親朋好友能夠有時間來的就盡量的來看她最後一面，不管是竹南岳父母這邊的表兄弟姊妹們，松山的姑姑表妹們，或者是我自己家裡的三哥／姐姐／弟弟們，還有小茵比較有往來的同學朋友，幾乎都每天將病房擠得滿滿的，除了感謝他們在這最後的一段時間裡面都能夠到醫院來給我們加油打氣，很多的教友們也都固定的來我們這邊為我們作禱告，娃娃呢也很貼心地在小茵的床前唱著聖經的歌鼓勵媽媽，看娃娃似懂非懂的，我的內心只是更為她心疼，這麼小的孩子，不過是 7 歲罷了，他就要做沒有媽媽的小孩了，我同時想著未來到底要如何像小茵如此的愛她，鉅細靡遺的照顧她呢？想到這裡我的眼淚又忍不住地掉了下來。

直到 4/10 這天，小茵都還有強烈活下去的心，我要說的是，有時癌症病患的目標，對旁人來說，可能微不足道，可是對增強病患的生存意志力，卻是非常有意義的。當他們有機會樹立自己的追求的目標，就能給自己一個全新的方向，一個活下去的理由。因此能培養出更多活下去的理由，重新面對生命的挑戰。雖然這三個月來，當小茵在治療過程中常常會出現對治療的抗拒、不合作，或對醫師的不信任，我以為還有 6 個月的最後機會，到最後我真的也無能為力；而當小茵堅信她會因此而死亡，依然透過不同的方式表現她愛主，她勇敢，有時間就多走走，運動運動，累了就休息，她堅信唯有讓自己的體力能夠恢復起來，再配合醫生用免疫系統的配合措施，讓自己每一件事都有主的美意在。

是的，給的是耶和，取的也是耶和華，

到最後她用最勇最喜悅的心接受主的安排。

不要在魔鬼攪擾的時候放棄，在軟弱的時候我們會放棄，到最後什麼都沒有做，什麼都失去。所以無論事情，再大的困難主都會為我們開啟一扇窗，能堅持下去才是信主愛主的表現！

我會陪妳一起加油。

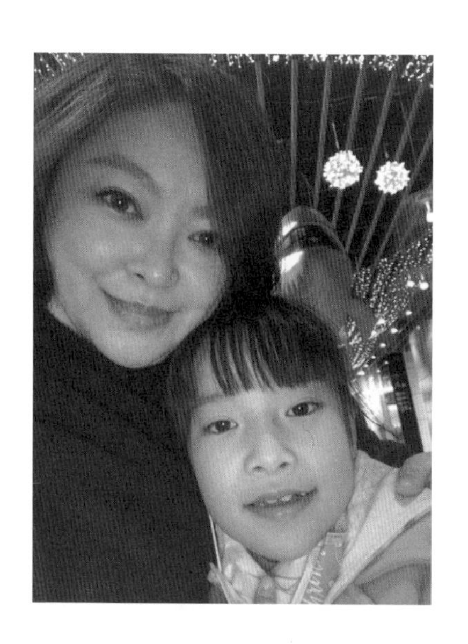

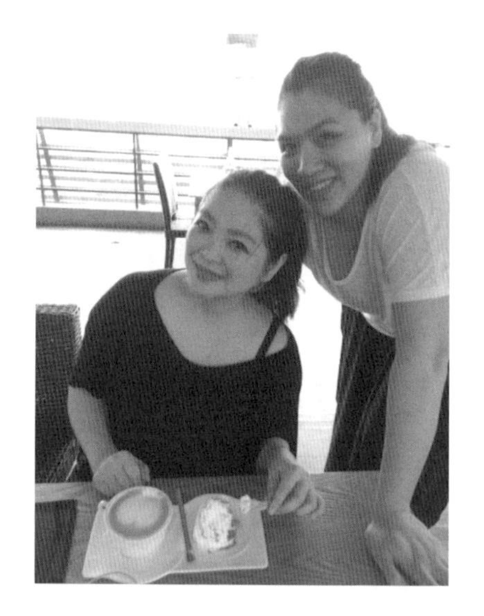

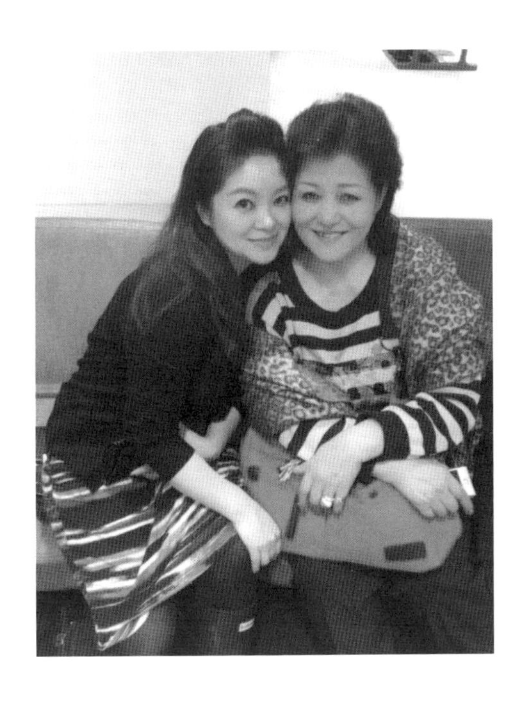

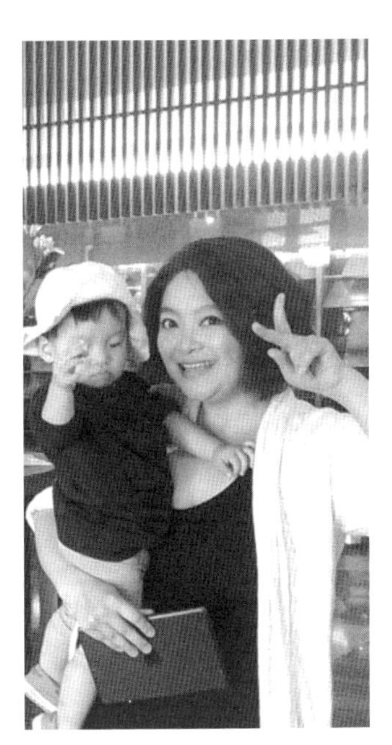

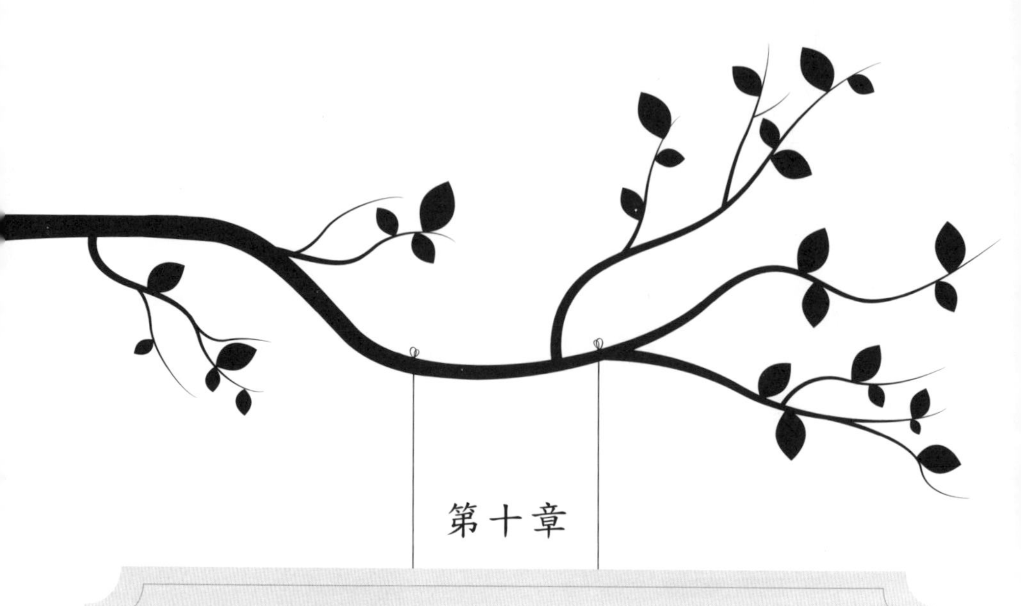

第十章

時間暫止—天上人間的分別

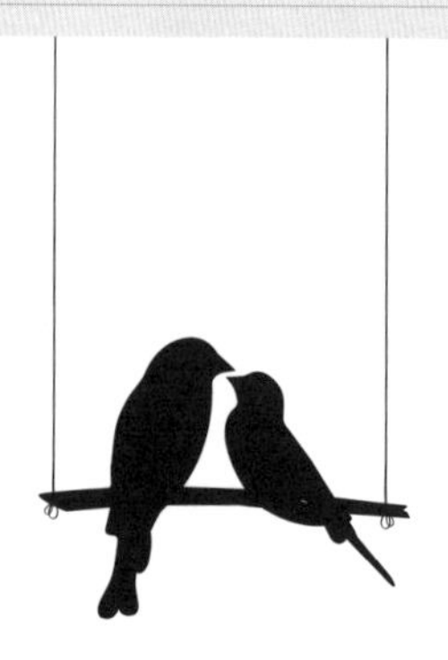

4 月 13 號，那真是地獄之門開啟的天。看著牆上的鐘指著 10 點 10 分，醫生平靜的念著：「陳鈺茵於 110 年 4 月 13 日晚間十點十分死亡。」

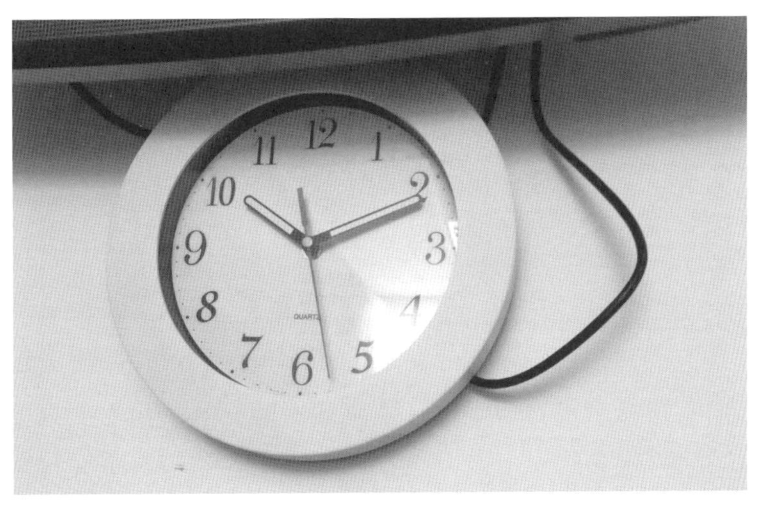

小茵在世停格時間

小茵結束了她的人生旅程，離開了她最疼愛的娃娃和眾親朋好友，也離了世間所有的苦。在表姊妹們和小茵的朋友幫她簡單地換上告別的妝容後，醫院規定須在半小時之內將小茵移出醫院，而葬儀社的王先生已在一邊等待準備將小茵載往第二殯儀館，我陪著小茵坐著儀車送到第二殯儀館，在這送到殯儀館之前我先到地下室去繳費，我默默的在車上陪伴著小茵。到第二殯儀館後礙於疫情只能暫時放置在冰櫃中，每一天只限兩個親人可瞻仰，第二天早上先到戶政事務所去做除名的程序，我看到我的戶口名簿裡小茵已除名，拿了這張單子，狂奔到區公所地下室坐上了車，我再也按耐不住地狂哭，喃喃說著:「小茵，妳怎麼可以就這樣離開我了？」

一早再回到和信醫院去拿診斷證明書，到了醫院去櫃台小姐說：「醫生還沒有簽名呢，所以還不能給妳診斷證明書，你可以明天再來拿嗎？」聽到這樣的回答，我心裡有氣，卻也無奈。

第二天，醫院事先打電話告知我要過去領證明書，到的時候櫃台卻說：「抱歉，麻煩明天再過來一趟。」瞬間，我有被擺一道的感覺。

當我在第三天到醫院的時候，櫃檯承辦的小姐很無奈的還是一樣說，「抱歉，醫師還沒有簽名ㄟ。」一股壓抑已久的怒氣讓我瞬間失控，我覺得妳們是故意衝著我來的對嗎？這麼簡單的一件事情，只是回來拿診斷證明書有這麼困難嗎？

因為醫生的刁難，讓我們要來回的被凌遲情緒嗎？難道醫院沒有體會我們喪家的心情嗎？想到這裡我火爆脾氣就上來了，我在大廳開飆，對醫院公關說：「你們可以找個辦公室跟我談事情嗎？還是我就要在這大廳裡面，大聲地說出你們連個診斷書 3 天的時間都開不出來！這就是你們貴族醫院和信醫院的標準 SOP 嗎！」當時我已經不管他們後台有多硬，直接槓上公關室的主管，「小茵已經走了，我們對於你們的醫療服務品質感到非常的不滿。我過去做媒體擔任記者採訪工作，專訪很多有名望的人，也幫很多的原住民朋友開記者會。」我邊哭邊飆，「過去的我都是為別人，今天我要為我自己的家人爭取我應該有的尊重和權益！如果你們三天內沒有給我一個滿意的答案，我會在你們醫院這裡開記者會，來控訴你們的服務品質與醫療疏失！」這個狀況外的公關主任卻說：「我們櫃檯大樓都是屬於公共場所事不宜開記者會的。」我被她的無知氣到反哭為笑，我看著她：「我不知道您公關怎當的，就是不能的地方才要開記者會啊！」這醫院的水準的就是這樣。從一開始醫藥費算錯的離譜，醫生又少給藥劑，巡房敷衍，又不給請假……想到在醫院受到這些無理對待，現在連最簡單的開立診斷證明書都不能如願，我身為她的丈夫，必須要為她鋪設一條能瞑目安心地作天使去的道路，我對醫院的主管說：

「我的要求很簡單：一、你們多算的醫藥費金額，請把這多給的五萬塊錢用小茵名譽捐給你們的醫院，並印在你們牆壁上的芳名錄。二、主治醫師要到小茵的告別式當天到現場向她說聲抱歉。聽清楚了，我的訴求很簡單，我等你們三天回覆。」

第三天公關室主任來電：「院方願意就你的要求跟你好好的溝通，所以希望能夠請您再次到醫院裡來協調。」既然院方有善意的回應，為慎重起見，我請朋友黃律師陪同一起到醫院，到了現場，有副院長、主任、主治醫師、公關的代表等大約 6—7 人的陣仗，我開門見山的說：「小茵是我最心愛的老婆，在振興醫院知道得了癌症之後，是我主動建議她到你們和信醫院來接受治療，因為和信醫院是專屬的癌症醫院，我想應該有別於其他的醫院。」說道這我已經忍不住的哭了起來：「可是經過這 100 天多次進出醫院的治療過程，我對你們醫院相當的失望，我們是辛苦人家，你們算錯了金額不說，醫師不是開少了藥劑，要不就是漫不經心的巡房態度……你們知道嗎？

因為你們少開了一天的藥，小茵在家多痛苦，沒止痛的藥，為此事埋怨造成恐懼，原本該回醫院的行程，讓她整整一個禮拜都不願意再回到醫院，就在這一個禮拜的不就診當中，對她的病情影響太大了。」

公關部主任說：「我們醫院這邊非常認理解你們的痛苦，我們也願意協助你們如何處理這件事情。」我看著他，有點無言。「已經到了生命的盡頭，小茵仍然不對生命絕望，還堅決的要到中醫醫院去做最後的努力，你們院方一下准假一下不准假的，不是很殘忍的剝奪她最後的一絲絲希望嗎？」我憤怒的說。

「小茵走了，說這些都是於事無補，我只是站在我是她的先生的立場，我要為她爭取她應有的權益，也好讓他能夠平靜的沒有遺憾的離開這個世界。」

副院長開口說了話，「我們理解您的憤怒，您有什麼想法嗎？」我自己也想了很多，做人留一線，日後好相見。我說：「我的訴求很簡單，我也不為難主治醫師，畢竟他也盡力了，在這醫療的當中發生這些零零總總的事情，我想說什麼都沒有用，我希望你們寫一個道歉函，我在告別式的當天朗誦給小茵，再隨著她的靈柩燒向天空，這是我的訴求你們自己考慮。」從確診到現在經過 3 個月了，今天幾乎是最難受最難接受的一天，小茵已離開了我跟娃娃，而我在自己的 FACEBOOK 裡寫下了這樣的心情。

我的摯愛，放手好走！

2021 開春，迎接的不是新春快樂，而是沉重殘酷的打擊，妳確認肝癌末期。

從 1/3 到今天，三個月的時間，我矢志無論如何都要救妳到底，即使只是 1% 的機會，我卻食言了。

看妳吃藥，疼痛嘔吐，三個月的急救治療，侵吞妳身體好的細胞。每每一次喊疼痛，我就一次次的自責愧疚，請妳原諒我無法照顧好妳，最後還讓妳受了那麼多的苦，對不起……小茵。

這段時間，更難過的是家人，無比疼惜與扼挽。

無法置信的快，快的輕輕地沒有心理準備，一如妳嚴謹而不打擾親友的個性。

我不是不信守我的承諾，我沒有放棄治療的途徑，而是在醫學理論基礎的三種治療法 - 標靶 / 栓塞 / 免疫治療都無法在妳在生命最後的盡頭使上力。

遺憾的是，在我對妳的承諾裡，還有很多未完成的心願，內心的愧疚與虧欠深深的糾纏著我。

今天很多的至親好友陪妳走完妳最後的一段路，妳並不孤單。

昨天妳還可以下床說話今天的妳卻完全不再說話，我看妳眼角有淚，妳哭了我知道妳多不捨我跟娃娃，妳知道我多麼愛妳，

1999 年我們認識並交換信任，22 年的緣好短好短，摯愛的心卻很多很多。

小茵，我的愛，

我會用心照顧我們的寶貝，請妳放心，我會堅強的活下去，許一個娃娃成長中不會缺少爸爸的承諾。

要接受、面對很難，

我自己當然很不捨

唯有努力走過這一段

到最後～只有

道謝～道愛～道別

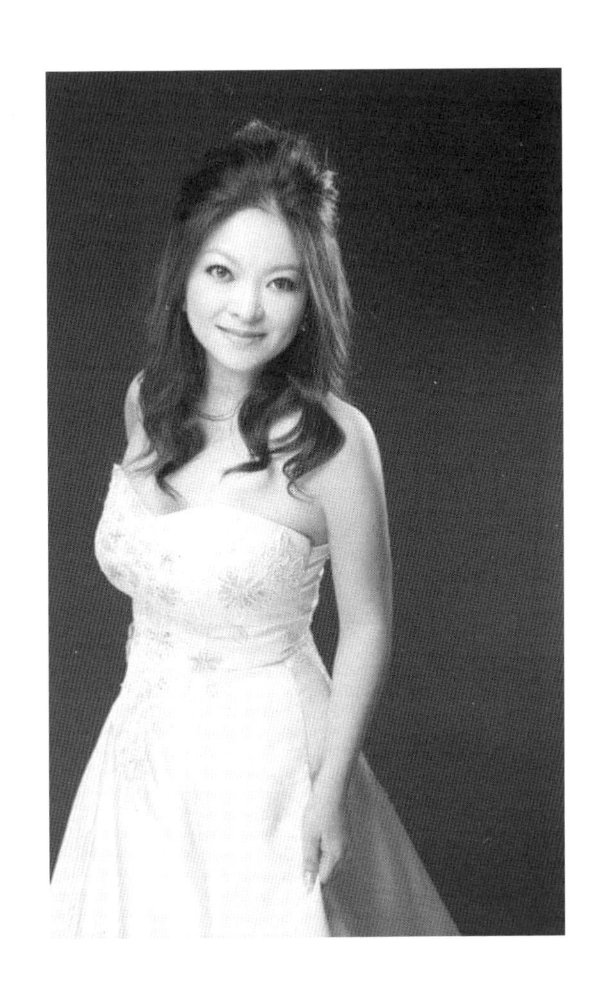

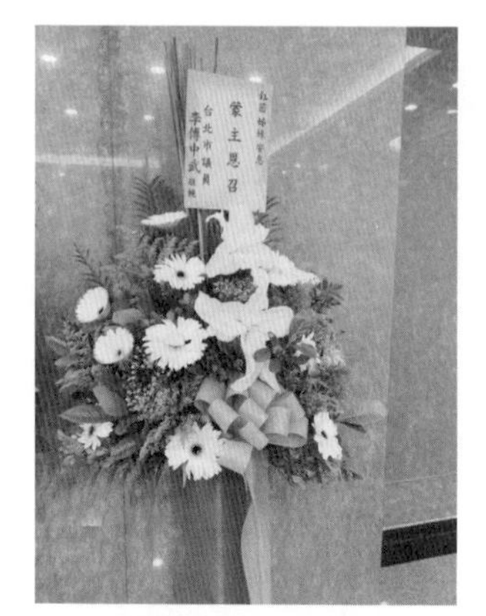
蒙主恩召
台北市議員
李傅中武

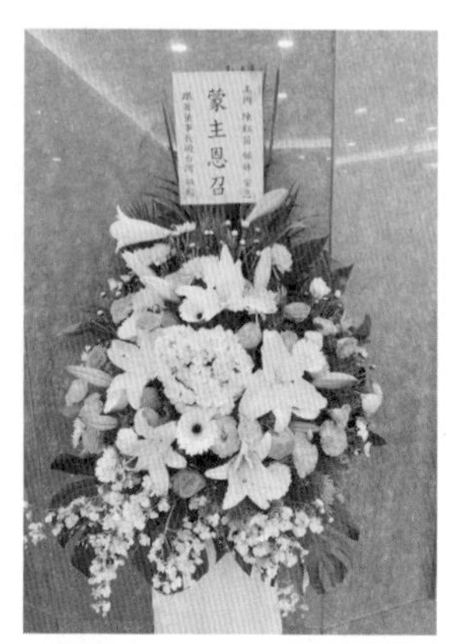
蒙主恩召

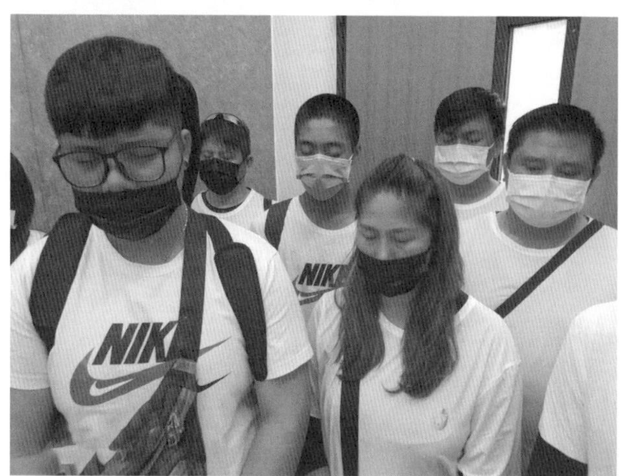

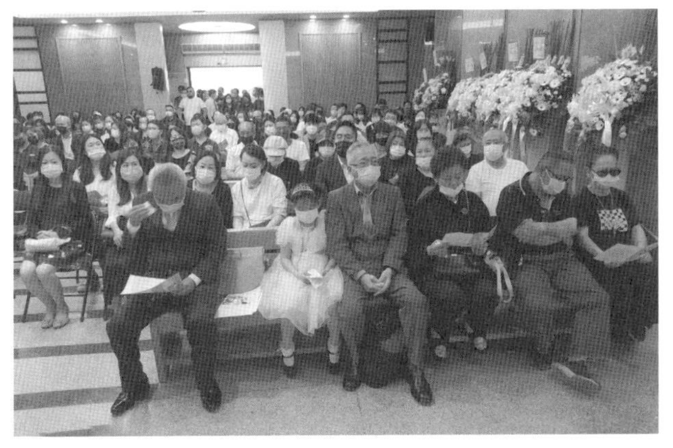

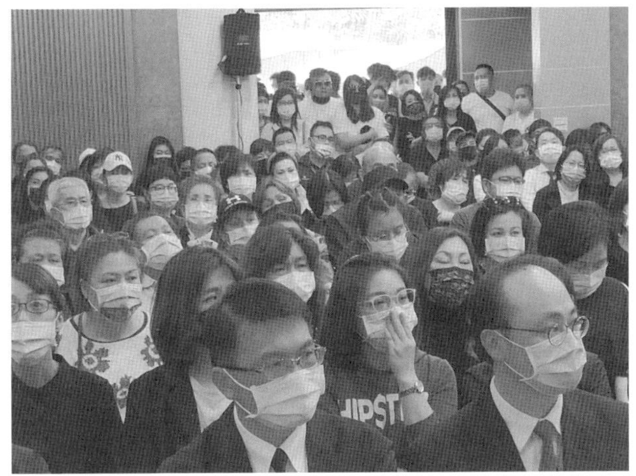

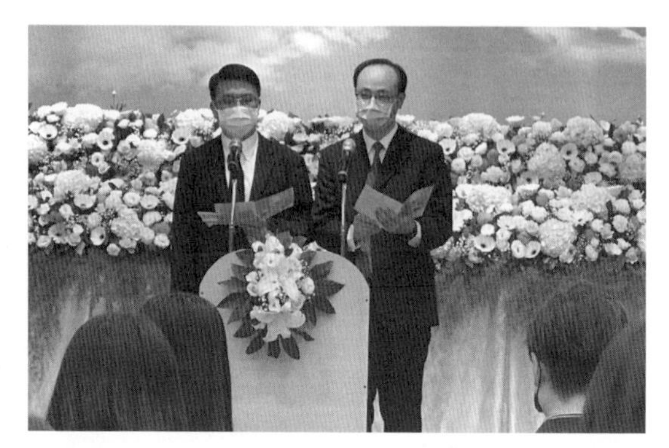

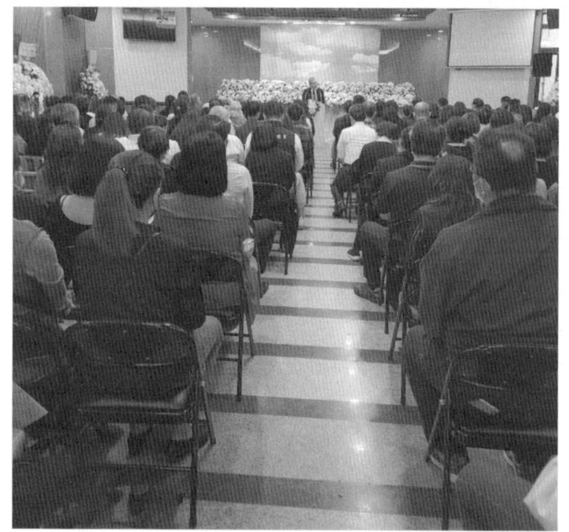

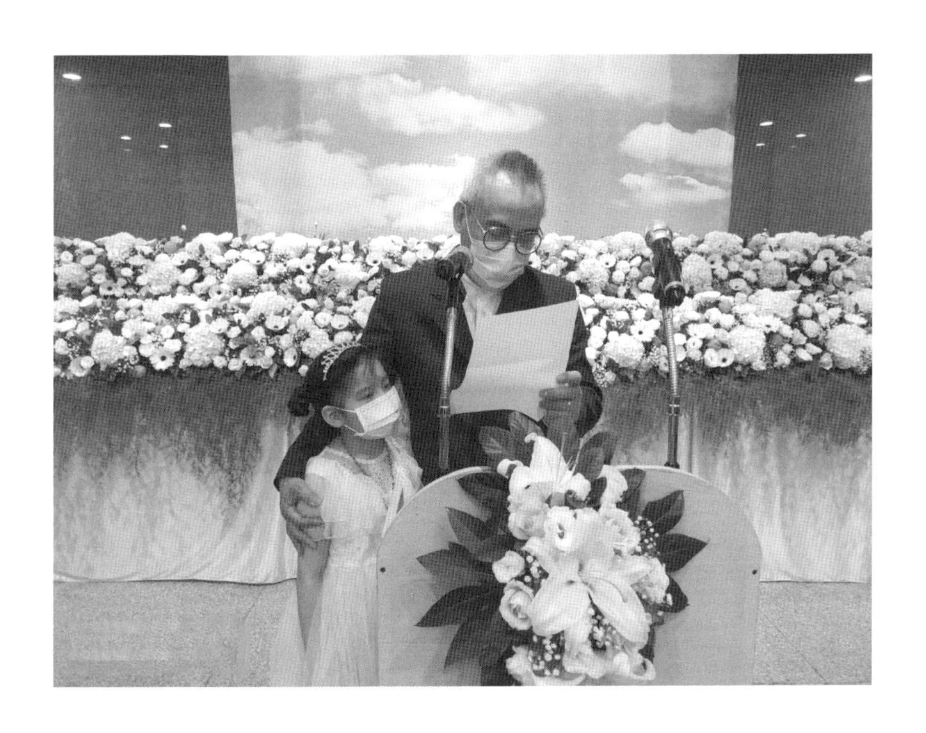

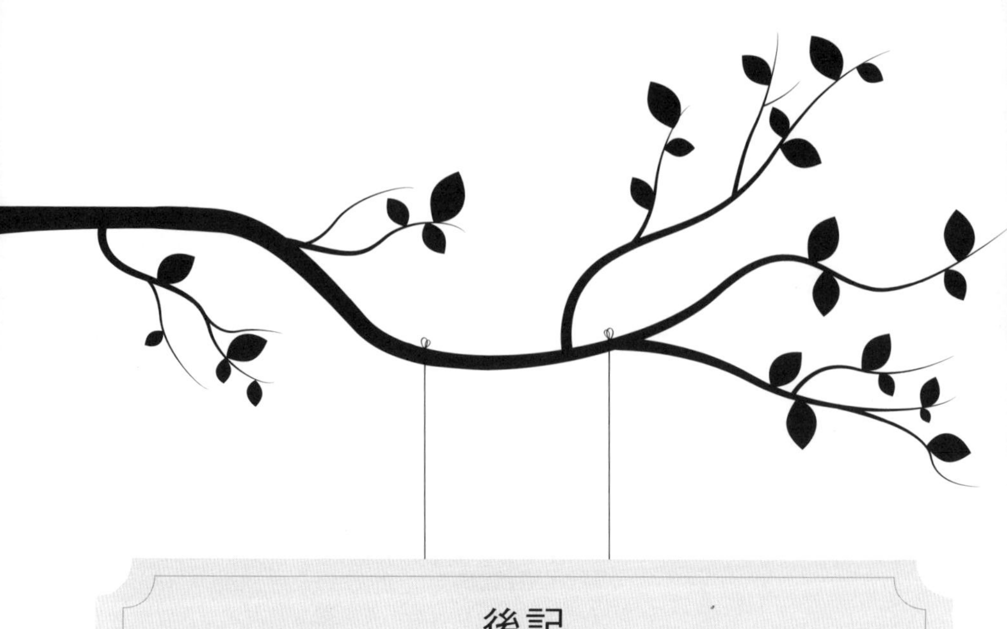

後記

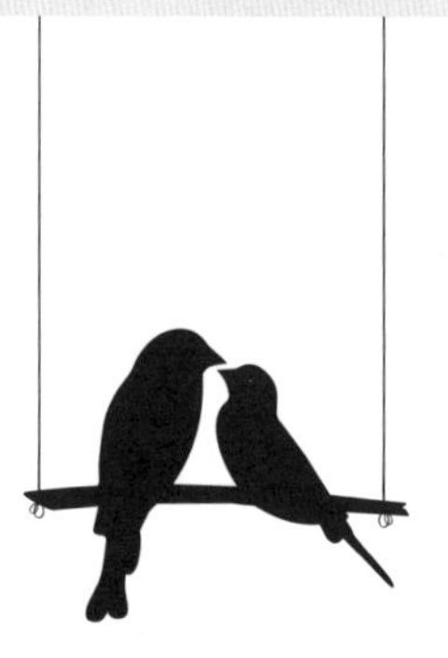

永別摯愛，將妳的身影烙在我的餘生記憶，直到我的身軀灰飛煙散，我們將一起擁抱，進入主容許的無病國度。

按著小茵的遺願，我用基督教的儀式來辦理她最後的告別式，三年前小茵受浸成為一個基督徒，我們都感到身為主的子民的喜悅，她說在這受浸為基督徒之後的三年時間，是人生最為靈體滿溢的時光。我也感謝我們北投召會的所有弟兄姊妹們對尤命一家的照顧與帶領，帶她認識了主的愛，讓他能夠重新的認識耶穌基督，解脫之後，我相信她必定回到天主的身邊。

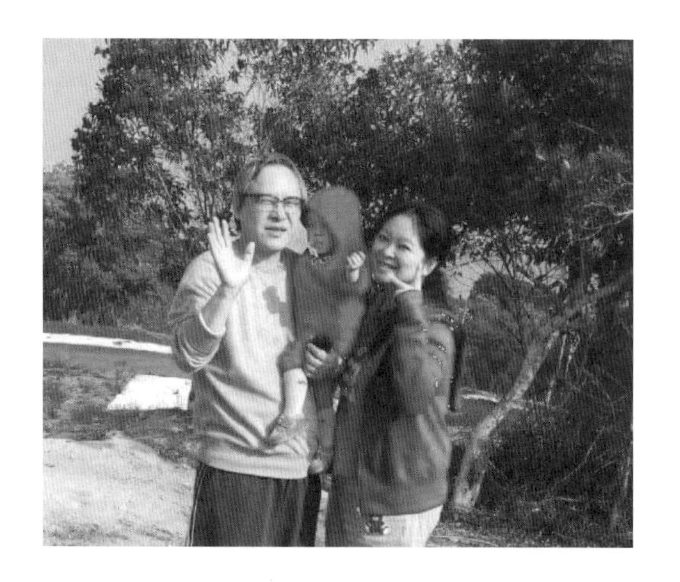

有一陣子我常常在想小茵到天上到底有沒有在上帝的懷裡，在某一個晚上，我從網上突然看了台大的河馬教授分享的一篇視頻，他也是失去了他的女兒，承受著椎心之痛。教授說，他曾經夢到上帝，於是他就問上帝說：「我的女兒有在祢身邊嗎？」上帝回答他，「她是我的女兒，豈能不在我的身邊？」聽到這一句話，我當場激動的大哭，崩潰的情緒讓我不能自己，掩面之下我感受到主對我們的愛，小茵滿懷虔誠，她不因自身的痛苦而背棄了主，所以她一定是在上帝的身邊成為快樂的天使。

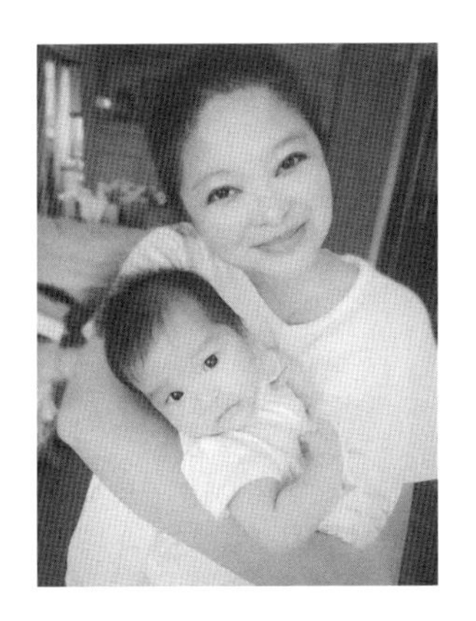

是的，我沒有失去小茵，她只是用不同的方式存在我跟娃娃的生命中，她依然在我的愛當中，化作天使到最終我們都會去的地方。她只是先去了主的國度，她留下了寶貝女兒陪伴著孤獨的我，那個始終活在悔恨與遺憾中的丈夫。我記得，在娃娃出生的那天她說：「爸爸，娃娃是上帝給我們這一生最美的禮物。」所以她要我因為這愛而懂的（珍愛），生命是因為愛而延續，也因為愛的滋養生命才完整美麗，我知道她的愛是永遠的愛，不是形體的愛，我們擁有著彼此，永遠都不會失去她。

娃娃有著她母親一樣無比美麗的智慧，她將這一切都看在眼裡，擁有與逝去，把握與捨得，娃娃也在學習她的人生功課，我是她生命的導師，我的每一時刻都在影響她，就如同小茵曾經念茲在茲的：「我最擔心的就是你的身教問題。」今天以後，也是我作為父親該堅強的時候了。

隨時禱告，神是我最大的幫助和力量。

小茵的離開讓我感到情愛逝去的刻骨銘心，靈魂在那一瞬間被從我身上剝離，那會痛，是那種骨肉分離的痛。而當我寫完這篇文章時，小茵已經離開一年 8 個月了。不經意的時候，心理的傷痕還是讓我隱隱作痛，提醒著我真的失去了小茵，同時娃娃也失去了她心愛的媽咪。這一生中，幾個長輩的離世給我很大的衝擊，但失去了小茵我再也無法訴說自己每天的生活、無法慶祝人生大小事或分享工作上的成就、無法詢問她的建議、也無法聊天吐露心事。雖然，再怎麼努力的自我表達，終究沒辦法代替面對面的對談，但或許能提供一個管道把想說的話遙寄天上的小茵，拉近與她的距離。有人說，人與人最長的距離就是人在咫尺，卻遙如海際，我想將這篇我的故事，獻給所有曾為生命之中經歷傷痛的朋友，我相信生命中老天爺自有祂的安排，我曾經跟小茵期許 2021 是重生的一年，沒想到還來不及思考人生的下一步時，小茵已離開了我跟娃娃。

我之所以要寫這些，除了感謝小茵曾經讓我擁有那不離不棄的愛，我何德何能竟然能與她度過了人生中的美好時光，有一種東西比金錢還重要，那就是信任，我跟小茵因彼此信任，我們走過 22 年頭，雖然她離開了，留下娃娃跟她很多未完成的夢想工作，我得一一幫她完成。這或許是天命，我只能接受，面對未來，我還是我，一樣低調的生活，一樣的埋頭工作為了我心愛的娃娃。

湘琳表妹的大兒子已經讀高中，也加入了樂團，知道姑姑得了重病特別寫了一首歌要獻給小茵姑姑，希望小茵姑姑能夠早日康復。我感激他對姑姑的愛，我也感謝主讓這孩子在小小年紀，就能有對愛的深切體悟。

我對你的思念

想著你的臉

我有很多話想對你說

有人被受折磨

跟著病魔戰鬥

希望你們可以保護他

你要堅強撐下去

我們都等待奇蹟

我們不會輕易就說放棄

我們很愛你

我們都會努力

希望你一直都很快樂

我看著星星我祈求上帝

希望祢可以聽到我們的聲音

我們不求太多

希望從新來過

過著美好生活

珍惜彼此擁有

我的名字是尤命，與我的愛，我的小茵，我的娃娃，不怨天尤人，也不聽天由命，相信主的指引，我相信，未來，在主的安排下，我們能活出那些美麗，也因為小茵的愛，我們將在某一天在彩虹橋的一邊擁抱幸福重逢的甜蜜。

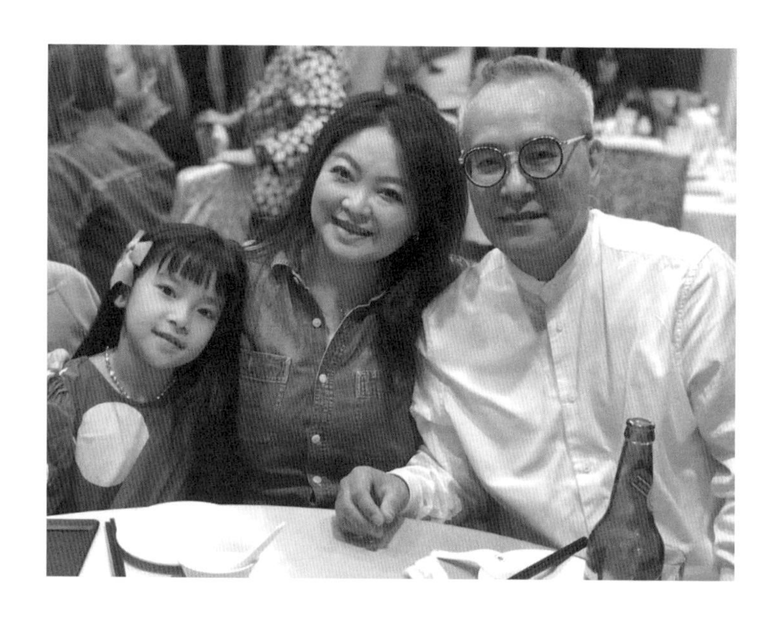

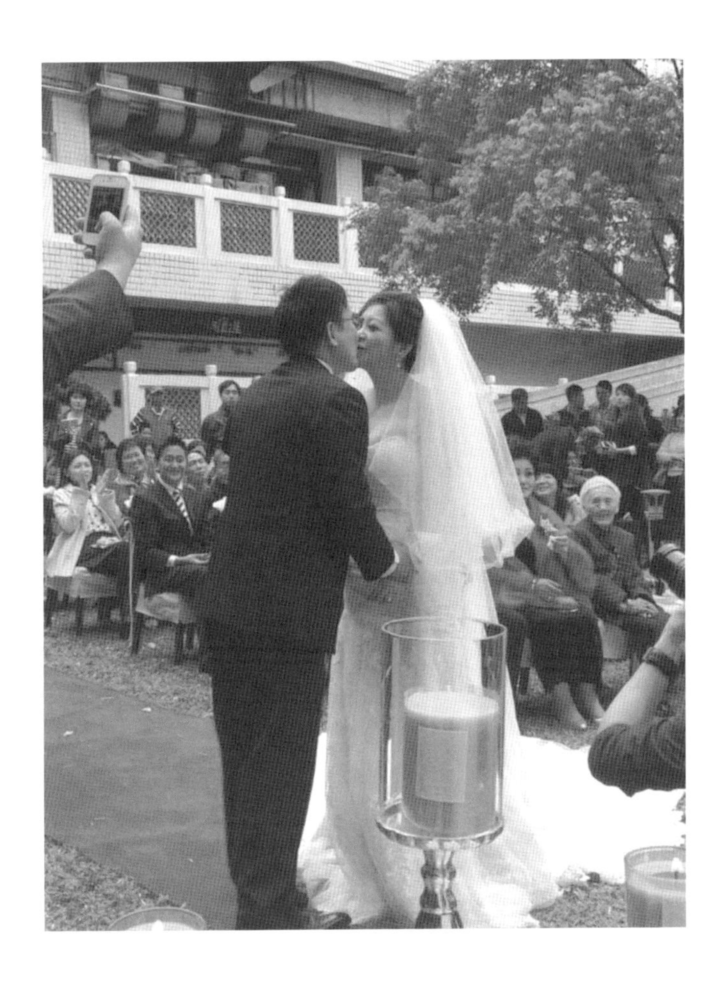

第二篇

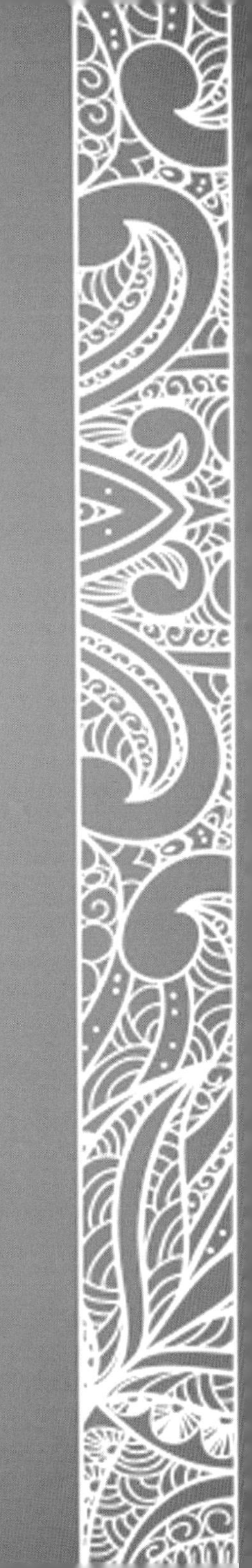

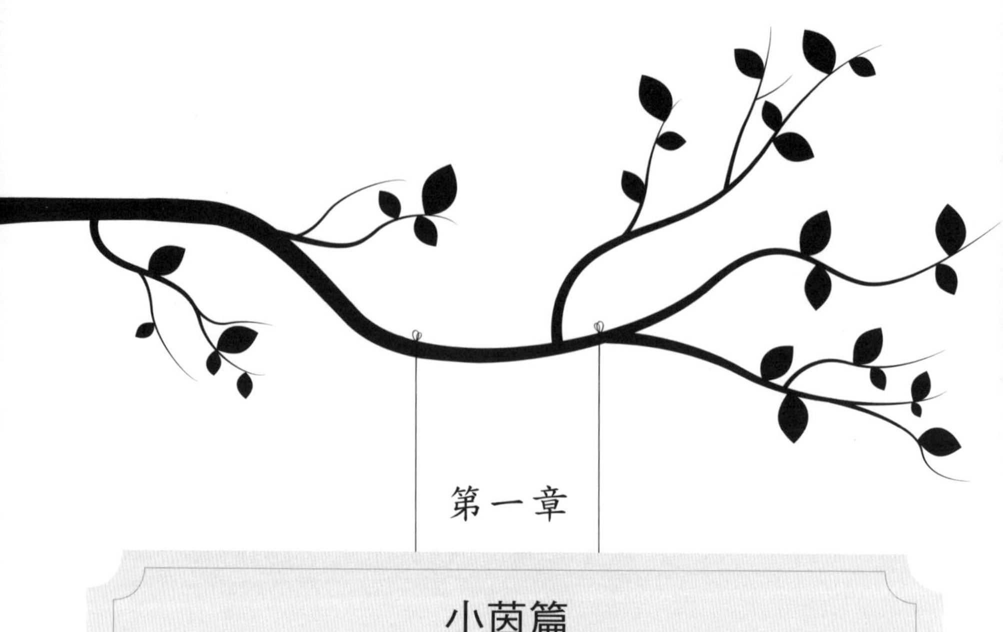

第一章

小茵篇

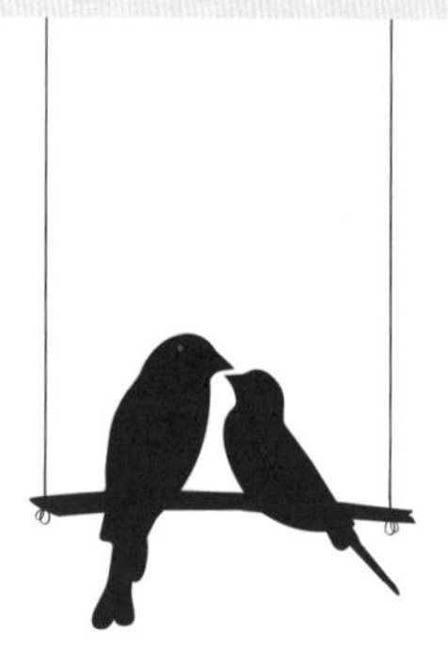

人與人之間相識過程沒有絕對的事，我跟小茵之間並非一開始就一帆風順，主要的原因還是卡在年齡跟距離，當然有了這些距離與差距的隔閡，雙方對於某些事情的價值觀與做法也會有一定的差異性。有人說愛情這件事情，主要還是在兩個對的人，在對的時間相遇，就算最後遇見的是不是注定的那個伴侶，卻也不是你能強求來的。而愛情命中注定這件事，愛是緣分到了，相識就是緣，情呢，就要看後面的造化了，相知相惜還要有上帝的恩賜。

1999-2000 年阿扁競選總統大選時候，高金素梅委員也投入了第一次的立委選舉，因為我是高金的學長，所以我們和平國中的學弟妹大家就共同起來幫忙高金委員參選立委，有一次我們競選總部安排委員要到北投的九族聯誼會拜訪當時的會長，也就是後來我的岳母高梅花女士，原本委員要過去那天剛好有要事無法親自參與，於是臨時找我（因為都是泰雅族群）去代替她到北投聯誼會拜訪宗親，就這樣結識了我的岳母高梅花。

我們泰雅族都有一個特性，就是看到長輩不是叫阿姨就是叫媽媽，所以我當時也就直接喊高梅花為媽媽，有一天我跟梅花媽媽開玩笑地說：「每次都叫你媽媽，但是都沒有關心考慮介紹女朋友給我」梅花媽媽笑笑說：「好啊，那我就介紹我的大女兒給你。」我當時還開玩笑的說：「可是我剛離婚沒多久，一個人隻身來台北，什麼也沒有歐。」梅花媽媽很直爽的說：「沒關係，有緣就認識啊，沒有緣就當作介紹一個長輩給她。」於是梅花媽媽立馬就叫了正在何嘉仁書局看書的小茵來到一家叫做「牛巴達」的小吃店，雖名為小吃店，但裡面可以聚會、唱歌、喝酒，是北投原住民固定聚會的地方。此時從何嘉仁書局來到牛巴達的小茵出現在店門口，當我看到她第一眼後，眼睛在也沒有轉移到別的事物身上，簡直驚為天人，她穿著一襲寬鬆的襯衫，將下擺綁在腰間，她玲瓏的身材、大大的眼睛和天使般的笑容瞬時間吸引了我，我當時直接跟她說:「妳就是我的了，我要娶妳。」她一時也愣站在那邊了，厭惡的看著我說：「你在說什麼，你有病嗎？」當時的氣氛有點尷尬，但是這句話也沒有打跑我對她的追求。後來，透過幾次的見面喝咖啡，慢慢的滋生出愛的火花。於是，小茵開始出現在我的生命當中，交往的內容也隨著以結婚為前提，我們成了知心的伴侶，寂靜的夜晚不再孤單，從相識的那一刻，她變得更開心，慢慢的試著去體會我們彼此的感覺，我想從那時起，她第一次有了戀愛甜蜜的感覺。

第一次約會小茵帶我到文化大學底下的一間餐廳，在月色的薰陶下慢慢的我們對彼此有了進一步的認識。在台灣相處的五年裡面，我們一起開過餐廳與咖啡廳，而後面 8 年，因為她的朋友有一個職缺西物小茵過去幫她，因此她決定到廣東去工作。沒想到，一去就是八年，所以我們幾乎是遠距戀愛的。

正所謂人的緣分，就是在合適的時間裡，遇見合適的小茵。正好彼此相遇相識，然後經過進一步的交往，這種緣分就可能彼此的需要，經歷歲月的淬鍊，才能做得到知心的人。

我們最初在在東森電視的辦公大樓九樓開設員工餐廳，也在中和的得易購地下室作過東森的員工餐廳，同時又陸續在京華城 7 樓以及地下室作原住民主題餐廳，或許我們兩個都沒有做餐飲的經驗，也不是廚師出身，所以我們經營的很辛苦。最後也因為擴充太快，資金流不足而草草將所有店家收起來。在這段時間會覺得必須要休息一下，剛好小茵的閨蜜佳欣家裡工廠在廣東需要台灣幹部，當時小茵說她只過去幫兩年就回來，我覺得她既然想出去看看也不是壞事，所以我答應她，8 年之後，才因為小茵的妹妹罹患肝癌過世，小茵哀嘆著：「家裡老人家都沒有人照顧了，我想我該回來台灣了吧。」但回來總要有個藉口，小茵就直接地說：「那我們就結婚生小孩吧！」，當時她還跟我跟我開玩笑說：「爸爸，你年紀這麼大了，還能生嗎？」於是，我們就在 2013 年的 2 月 3 號舉行結婚典禮，那個時候我還問小茵說：「我沒有騙你吧，13 年前在牛巴達，我就說過我要娶妳。小茵深深地看著我說：「爸爸，你沒有騙我，你是有肩膀的人」

最初小茵的家人沒有太多人看好我們，也多數反對我們相在一起，畢竟我大他 15 歲，又剛離婚，事業又不甚穩定，總之是對我有很多負面的觀感吧！我覺得如果以現實面來說，對小茵的家人並不公平，因為那時的她年輕、漂亮又沒結過婚，家人總覺得小茵吃虧太多，所以一開始並未受到多大的祝福。

她自己倒是對於家人的想法沒有太多的在意，她認為相愛是兩個人的事，也應該為自己的相愛與選擇負責，當然家人是自己所愛的一群人，當然要考慮她們的感受，所以，她倒是很平常心的跟我相處，也不在意我過去有一次婚姻。我曾經問她為什麼會喜歡我，她說她喜歡我的創意與才華，只要有才華肯努力，我們就一定可以成功。

我想努力是我們兩個人相知相惜的最大的公約數吧。

所以我們最早從台北電台 / 寶島 / 一直到 News98 電台，小茵都陪著我，幫我配音，在過程裡也持續學習一些說話的藝術。在餐廳上我們更加投入，不管是在東森機構的員工餐廳，或是其他我們經營的原住民餐廳據點，雖然不是很賺錢，但是我們樂在其中，攜手努力下的愛情，扶持著彼此繼續的走下去。

小茵到內陸去工作，讓彼此的思念之情越趨濃厚，有一陣子，耐不住相思的我，幾乎是每一個月到內陸去。有時我們約在香港，有時在澳門，看自己的護照中竟然有一年有 13 次出國的紀錄。有一次我跟小茵的老闆和同事講好，我想突然出現，給她一個大大的驚喜。我就打電話給小茵說：

「我要回山上老家達觀去一趟，山上收訊並不會很好，所以這幾天找不到我的話，那就是到山裡面去了。」其實，我這樣的用意是因為知道上飛機是不可以開機的，擔心她這時打來沒開機，會擔心我。「我特別買了一個東西，用包裹寄給妳，妳不要忘記要收包裹。」於是我的驚喜之旅就開始了，一路的從松山坐到香港的機場，在轉到碼頭坐船到廣東中山，那中山的小茵公司同事已來口岸接我，接我以後我們就直接開回工廠，當到了工廠的大門之後，我就躲在大門旁的一棵小樹叢旁，然後她們同事也很識趣地配合演這齣戲，「小茵，妳的包裹來了」，當她開啟大門要看是什麼包裹時，我突然從草叢中跳了出來說：「小茵。哈囉，我就是你的包裹。」當時她一陣錯愕，但是馬上就哭著衝上來抱我罵道:「你幹嘛要這樣騙我，很討厭耶。」我說：「這個包裹好嗎？」她說：「比天下最貴的禮物還好。」

我的媽媽有十年是不能說話不能行動的，因為住在三哥家，凌晨起來上廁所不小心跌了一跤，發現時已經好幾個小時，拖過了黃金救援時期，導致現在這樣不能言語，可是小茵即便是在內陸，還會不時的提醒我要多去看看媽媽。

認識第三年的那個情人節，我們在京華城當時有開餐廳，於是她買了京華城的電影票＋亞太會館旅宿的套票慶祝我們走過的第三年，她的貼心真是令我感動不已！

我記得有一年的情人節，那時小茵看到有一個雜誌廣告上位於汐止的夜景旅館，從旅館的高度可以俯瞰汐止的夜景。喜愛夜景的她跟我說：「爸爸，我們今年情人節就到這個地方去度過好嗎？」她會考慮道我們彼此的心意，小茵就是這樣子的一個女人，一個好情人、好媽媽與好太太，在不同的時空環境它會用不同的角色來取悅我，讓我們可以共度一個很好的情人節。

婚禮的音樂響起，看著小茵和攙著岳父緩緩走向我，走了13 年漫長歲月的我們，終於緩緩步入精心設計的戶外婚禮，看著岳父的表情，彷彿卸下了心中的大石，大女兒終於嫁了，我心裡也在想，我又何德何能的配的上她呢？但這十三年來，我們相信彼此，我確定已經找到一個願意和我廝守一生的女人。

一段婚姻是一個起點，我們期望我們一起攜手走過十年、二十年……。我們不期待轟轟烈烈的愛情，13 年前的責任與信任，我們希望我們真摯的愛情能得到上天的眷顧。

在跟小茵相處的這 22 年當中，衝突最大的一次是可能是我執意要參選立法委員的選舉了。

在 8 年前我總覺得原住民的生活一直都沒有受到很大的照顧，我常想看台灣是不是人權立國，那就看原住民的生活就好，台灣的交通有沒有改善，看機車多不多就可知道我們的大眾捷運系統有沒有完善。我總覺得我可以為原住民做一些什麼，只是這樣的一個動機，想參與立委的選舉，一方面因為網路霸凌的事件我不想讓網絡的傳言一直扭曲著我，所以我執意參選，也是想要透過選舉，讓所有的人知道我並非大家想像的那種人。我要參選的念頭讓她非常的激動，氣到好幾天都不太跟我說話，針對選舉的問題他一概都說不可以，但是我的執意參選，再加上當時的民國黨願意提名我，所以她眼看沒有辦法阻止我，於是開出了 3 個條件，她說：

第一，你無論每天去外面拜訪選民，晚上一定都要回來。

第二，第二凡是都要要為原住民著想。

第三，第三家裡不會出一毛錢。

既然如此，她也讓步願意接受了我的作法，我內心真的很感激她，雖然最後民國黨也因為網路傳言影響沒有提名我，我還是很感謝她能夠順著我的意思堅持到最後。雖然我們選舉失敗了，可是我們總覺得人這一生有了一次的經驗，對自己對家族對原住民族群來講我們已經做到自己的本份，也就問心無愧。小茵在面對原住民事務這個區塊有兩件事情，是值得在這裡跟大家分享的。提到這段經歷，忍不住還是落淚，那時蠟燭兩頭燒，需要工作、需要選舉活動，還得抽空陪娃娃。

「那個時候真只要有點差錯，生活或許就會炸開。」

第一件事是在台中，她表姊的小孩叫做品瑄，就讀台中女中，開學沒多久就罹患罕見疾病，求遍醫師束手無策，被迫休學在家，隔年惡化全身癱瘓，無法開口說話，靠家人餵食及盥洗，一直查不出病因。

2013 年的一天，品瑄到台北振興醫院看診，看完診後回到我北投家裡休息，我回來的時候看到品瑄躺在我的沙發上，似乎是癱坐著，我就低聲問小茵怎麼回事，她看著我說：「她就是品瑄啊！我幾次跟你提過，她剛考上台中女中不到一周以後，因為感冒結果打個針就開始癱瘓在床了」此時的品瑄躺在我家的沙發上，我看了非常的心疼，於是馬上聯絡我中天電視的朋友阿貢亞麥，請他是不是能夠幫品瑄做專訪，很快的中天就安排了專訪的時間，在中天電視的「52 法庭」節目製作了將近有 8 分鐘的報導，讓品瑄能夠有更多社會人士的關懷，我們只是一個小小的拋磚引玉動作，但是對小茵來講，這是小茵對親友的一個惻隱之心，另外一件事情阿美族有一個小朋友叫做黃玟琳，十一歲，2015 年十二月二十七日施打日本疫苗，隔年元月五日就出現嘔吐、噁心、發燒症狀，經送長庚醫院醫療，期間一度好轉出院，又病重住院，仍然昏迷不醒的在長庚治療中。

這個小朋友是就讀桃園南崁的一所國小，因為打了日本腦炎的疫苗之後也就陷入了癱瘓狀態，黃玟琳媽媽楊凱婷痛訴長庚草菅人命，她說：「黃玟琳症狀才稍微好轉，長庚就急著趕人，病情惡化到急診室竟然沒有醫師，拖到第二天找到主治醫師才能開刀，但病情已急轉直下。」長庚醫院和家屬對醫療疏失有做一番協調，但是一直沒有結果，後來也是朋友輾轉跟小茵提起看我們能否幫上忙，於是我就安排在桃園的縣議會幫玟琳小妹妹開了一個記者會，我也請我的好兄弟洪國治議員陪同家屬召開記者會，除控告疫苗傷害外，也認為長庚醫院有醫療疏失，在所有媒體一面倒的支持下，讓玟琳小妹妹得到社會上很多的關愛，就在我選舉立法委員的那一年選舉投票前，玟琳的媽媽晚間 12 點多突然來電跟我說：「玟琳明天就要拔管了，你要不要跟小茵來見她最後一面。」天哪，我跟小茵急忙到了林口長庚醫院，那時接近凌晨 1 點多，玟琳媽媽說：「跟牧師討論過，玟琳癱了七八年，玟琳累了，我們家屬也累了，讓她放心去吧。」牧師問玟琳說：「如果你願意做天使，你的右眼就眨眨眼，」最後玟琳有眨眨眼，她願意成為一個美麗的天使，畢竟躺在醫院的七八年中，身體已經臃腫到變形，我跟小茵為她禱告，也在小玟琳的病床旁哭泣了半天，因為我們知道玟琳明天就要回天家，雖然我們無法接受，也不同意這樣的事情，因為要取一個人的生命誰都沒有這權力，唯獨上帝可以，但是我們也只能按著他們家長的意思去做，回程時小茵跟我在車上說：「玟琳就要這樣走了嗎？」她感嘆：「玟琳，對不起，叔叔阿姨沒有辦法幫你救回來。」小茵的悲天憫人從這兩件事情可以看得出來。

雖然首次交談的內容早已忘光，但小茵樂天和燦爛的笑容總是很吸引我，記得有一次小茵因多年的合音造成聲帶長繭，到醫院開刀因此醫生囑咐一個禮拜不能說話，她約我去陽明山的後山 - 祕密花園喝咖啡，但她還是想講話，所以我說妳用紙寫下回我的話，就這樣聊天方式，興致不減的講到凌晨，看她很認真的聽用心的用紙筆回應，真的窩心。發現這邊咖啡廳很特別，據說以前是豬圈改裝的，陽明山後山一帶看過像這樣的餐廳還不少，也是我們茶餘飯後常來繼續續攤的好地方。

在 2019 年年底的時候，小茵或許感覺得到他的身體出現問題，所以就跟我商量說可不可以把露營區的工作放棄，回到台北陪她和娃娃，當時我也沒有留意到她的變化，也許聚少離多讓我也沒多思索，就同意她的提議多陪點娃娃，我也深深的認同。當然我很難馬上就放棄我的工作，畢竟已做了五六年的時間，對於經營管理露營區的工作，我已非常的熟悉，也深愛我的工作，但為了娃娃與小茵，我還是毅然決然地回到台北來。

一個我跟小茵共同的朋友，相識已 20 年的朋友明惠。由於她經營一家咖啡廳在迪化街，屬於原住民輕食餐廳，因為她有業務拓展到大陸，所以想把這個店交給我們來管理，我們談到的是委託管理，因為我的工作就是委託管理，不管是露營區也好，是民宿區、餐廳、會館，都是用委託管理的方式來跟地主們簽約的，所以最後我們也達成共識用委託管理的方式經營這一家餐廳，卻沒有想到認識這麼久的朋友是一個夢魘的開始。

「這間店，蠻適合做原住民輕食的，雖在迪化街算二進的位置，但光線沒有死角，光源從後面小庭園簍空的照進來，除了可以觀光踩線的餐廳外，還是一間非常適合賣文化的餐廳。我們的料理方式可以很多元，雖是古蹟不能有明火，用電的煮法料理，這些會讓我們的食材變的更美味和有層次。」這是我跟小茵來看現場的共同心得。

原本說委託管理，租金我們負責，盈虧自負，等他們回來再再看看是否再轉交給他們，可是實際上經營沒有多久，他們也沒有去大陸，卻處處刁難我們，凡事都要經過他們，甚至他們來工作都要算鐘點，最難以釋懷的是每一杯飲料與調酒，他們都要抽成，說這是他們的專利，我相信經營過餐廳的來人都知道，調酒調飲料調咖啡需要專利版權嗎，這些大部分的素材或者是調製的方法，大家都很清楚，甚至也可以自己調理，所以這樣子是要求非常的不合常理，也違背了合約的基本原則，所以造成我們很多營運上的困擾跟紛爭，最後鬧得不歡而散，甚至他們還告上法庭，當時小茵非常的生氣，說怎麼可以如此地違背合約呢？也曾經想說那我們也告她好了，可是小茵最後還是覺得不興訟，所以在這件事情上我覺得小茵她對人的寬容這件事做得非常徹底，在做人做事方面可以受到大家的認同，這一點，我真的不如她。

雖然法官還我們清白，但傷害已造成。

我在南投經營工作的這些時間，都是小茵帶著娃娃，不斷的到外面學習，也帶娃娃按時的跟教會們聚會、相調以及兒童排，因為她認為小朋友要多接近教會，我們自己也要多接近教會，也如願的在 2019 年小茵終於受浸歸向主耶穌基督。

小茵在教會的事奉上真的是被上帝感動，她從一個非基督徒到信仰耶穌，在這過程我看到她的改變，雖然她信教到他離開人世不過 3 年多的時間，可是在這三年來她愛主更愛家庭跟愛娃娃，也因為愛主她改變了很多，甚至在對人的處理更謙卑，所以我覺得信仰這件事情對她來說，讓自己從裡到外產生了莫大的變化，主給了她更多更多的勇氣，從她信教以後，只要吃用餐外出，她都會不時的禱告，也會提醒我們多禱告。所以上帝改變了她，當然也改變我們家庭很多生活習慣，甚至我爸爸（岳父）是拜佛的，可是他並沒有反對我們信仰上帝，這也是我們覺得難以想像的事情。

我們若仔細研讀經文，就會知道信心是我們靈魂深處對真理的堅定信仰，是激發我們行善的動力。這讓我們不禁問道：我們應該對誰有信心？

主啊！我們感謝你！

這一生最大的祝福，就是讓我們遇見主，

在我們憂傷時禱告主，主是我們隨時的幫助，

在我們軟弱時依靠主，主就讓我們變的剛強。

我的恩典夠你用的，因為我的能力是在人的軟弱上顯得完全。（哥林多後書 12：9）

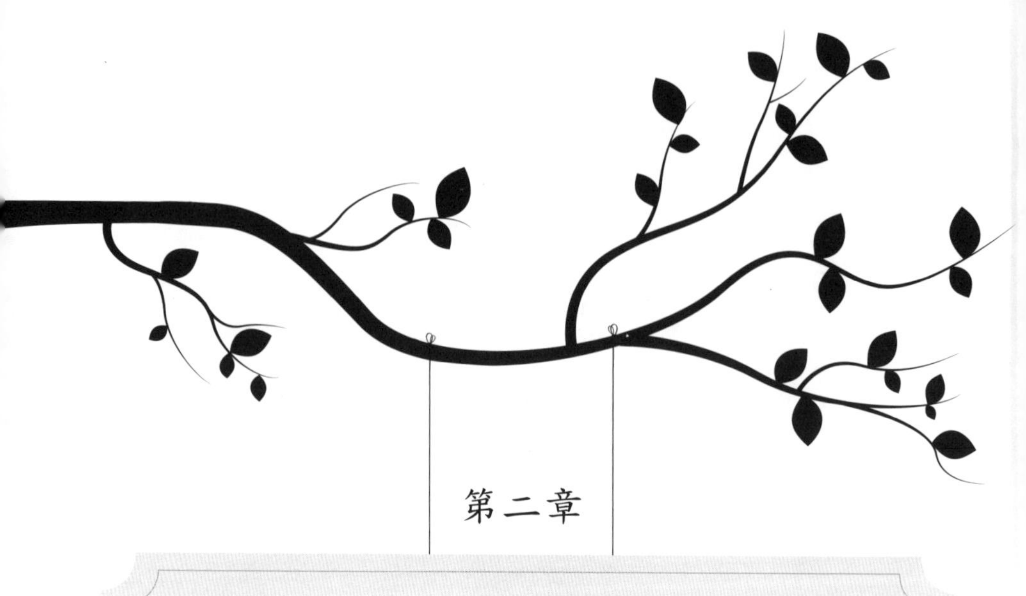

第二章

娃娃篇

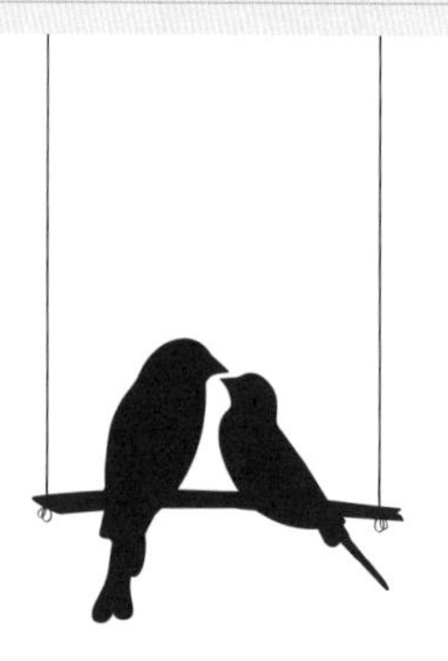

娃娃出生的第一天，她忍著痛從護理師手中抱起娃娃時，她哭了，她笑了。她說：「你知道嗎？娃娃是在這世上上帝給我們最好的禮物。」是的，就因為我們戀愛拍拖很久，所以晚婚，我是 52 歲時才生娃娃。「如果我跟你早點成婚，娃娃應該也快 20 歲了吧」我說。

娃娃的預產期原本是 2 月 20 左右，但是在 17 號小茵就開始慢慢的肚子陣痛起來，因為我的生日 18 號，「我希望娃娃的生日可以跟你同一天，以後過生日就可以娃娃跟爸爸一起過。」所以小茵一直催生到 2 月 18，但天不從人願，娃娃還是晚一天出生。岳父母也跟我一起在醫院等待第一個孫女的到來，在 19 號清晨，娃娃終於出生了。

為了要增加更多的奶水，小茵選擇吃了中藥來補身，或許第一次沒經驗，可能是吃錯中藥，反而沒有奶水，娃娃餓到一直哭，她多希望娃娃喝母奶啊！她難過了半天，總認為自己不是一個好媽媽，連自己小孩都沒有母奶可以吃，我還跟她開玩笑說 ：「這麼大的乳房卻沒有奶水。」為了這句話她難過了好幾天，甚至漸漸憂鬱起來，我真是一個什麼都不懂的豬頭與丈夫，我只能跟她說現在的奶粉很多不用擔心。有一次想跟小茵開個玩笑，但這一次的玩笑卻給我一個很大的警惕，原本每天是小茵要接才上幼兒園中班的娃娃，那天我提早從營區回到北投，想就早小茵前去接娃娃，老師當時要兼顧很多小朋友，看到娃娃跟我打招呼並直接向我走來，老師也就不疑有他的讓我接走娃娃，沒多久小茵到學校接娃娃，老師說：「娃娃剛剛已經被接走了喔」，但是老師也不確定我是不是娃娃的爸爸，「老師，小孩是誰接走的？」小茵當下嚇得哭了起來，趕快打電話給我，「娃娃不見了」其實我跟娃娃就躲在不遠處，結果我們接完電話就跳出來「哈！哈！哈！哈！哈！」，結果她連番打我了好幾下說:「混帳，你怎麼可以這樣！嚇死我了!」說著，就蹲在地上哭了起來，我看到小茵那不知所措又驚嚇過度的神情，尤其學校才發生過社會大新聞，我知道這玩笑開大了，我真是一個混蛋。

岳父長年住竹南，有阿公留下的家廟要顧幫信眾問事，每月會回台北十天團聚。有一次回北投的時間我跟岳父在客廳喝茶，把滾過的茶壺放在桌子旁邊，娃娃不小心手去抱著燙的茶壺，結果整個右手臂全部都燙傷，小茵急得像熱鍋上的螞蟻，立馬把娃娃帶到醫院去做急診，在急診室中醫生一直要我們用清水沖洗娃娃的手臂，小茵邊洗邊哭：「娃娃對不起，媽媽秀秀，媽媽秀秀。」娃娃哪懂這些，皮都破了，整個小手臂紅通通的，只會放聲大哭，看娃娃痛哭的神情，小茵心疼的一直擔心她的手臂，未來會不會有一個很大的傷疤。「女孩子手臂留個大印記的！多難看，以後怎麼跟娃娃說呢？」感謝上帝在娃娃的手臂好了之後，竟然完完全全都沒有燙傷過的傷痕，如果真的留下一道很大的傷疤，那可是我們對娃娃永遠的愧疚。

娃娃兩歲的時候，因為夜間突然發高燒，我們非常的擔心，立馬去振興醫院掛急診，因為發燒非常的嚴重，連續住了一個禮拜的醫院，每天小茵都在醫院陪伴著她一刻不離，後來一直到娃娃漸漸的康復，她的心情才逐漸轉環，她是一個好媽媽。其實，任何母親都一樣，對孩子的愛，無私而廣大，從不會有任何怨言，也不奢求回報。

小茵很重視娃娃的學前教育，所以除了在學校是雙語教學之外，還要到 Selina 老師那邊每週三、五上英文課，還會讓她學習捏陶繪畫，很多很多的學習課程，他對於娃娃的學前課外教育都相當重視的。娃娃從小大約 3 歲開始，小茵就常常帶著她跟教會的小朋友接觸，一起相調一起到外地親子活動，也參與每個禮拜五的兒童排，因為小茵認為在教會裡面成長的小孩子不會學壞，她很期待娃娃的教會生活夠對她帶來這一生中很好的信仰。聖誕節、萬聖節日來臨之前，小茵都會為娃娃去添置一些禮服，希望帶著孩子應景過節，我想娃娃在她這短短跟媽媽相處的過程當中，感受得到媽媽對她的愛，尤其知道要怎麼樣去讓娃娃學習社交，學習融合其他的小朋友，她在這方面小茵是非常努力的。

娃娃從小聰穎，特別是拼圖的能力反應很快，應該是跟組織能力有關，也對畫畫對色彩有濃厚的興趣，語文能力也不錯，小茵從小讓她對英文有興趣，英文拼音跟羅馬拼音有連帶關聯，所以她的族語也學得非常的輕鬆，小茵重視身教，娃娃因為是我們岳家的長孫，外公外婆都很寵她，她也覺得我過度的溺愛，娃娃偶而還是亂有情緒的，會對阿公阿嬤耍賴哭鬧。小茵常說我們要能先分辨弄清楚，為什麼這孩子會不安、不好的情緒，而不要將其視為胡鬧因此反擊、處罰孩子。應該是給孩子時間和機會，試著引導孩子，將他們生氣或傷心沮喪的原因說出來，表現出同理心，教導他們正確的面對與處理事情的方式。所以常看到娃娃跟媽咪聊天撒嬌，在淺移默化中灌輸娃娃好的觀念。

2014 年 2 月 27 日這天！娃娃就像爆紅般的，我到區公所辦理出生登記卻搞到快三小時才完成，氣到我投書聯合報民意論壇，標題是孩子出生登記，卻把我的名拆半當姓……

摘一段投書內文：

「週一到北投戶政所辦理小女出生登記，新系統啟用後沒有為原住民「便民」，全是以漢人思維角度去設計軟體程式，導致問題連連，一個出生登計要花二個小時以上才完成，在號稱國際大都市的台北市，豈不貽笑大方！

泰雅族命名方式，基本上是父子連名，在本名之後連用父名這種親子連名制，是對追溯祖先世系與歷史記憶的方法。泰雅族沒有姓氏，所以我的全名是尤命・蘇樣（尤命是我的名，蘇樣是父親的名）。理所當然我的小女名字叫臻華，所以按泰雅族命名方式便成臻華・尤命。

但新系統沒有考慮十四個原住民族群個別的命名方式，全然用漢名命名的思維。初生女要先選擇從父姓或母性，我女兒從父姓，但泰雅族沒姓啊，打「尤命・臻華」在系統上違背我泰雅族的倫理與歷史根源，服務員只好電話洽詢內政部戶政司；戶政司回覆：可把全名「臻華・尤命」打在名字欄位試試，姓氏欄先空出，結果系統仍無法接受。最後戶政司要服務員打電話到承包這系統的系統工程師那裏詢問解決之道。最後解決方法更好笑，先從選擇父姓開始，所以就拿我「尤命」的「尤」當姓，系統終於出現「尤・臻華・尤命」，再申請變更姓名的方式把「尤」去掉，完成史上最長的出生登記。雖這是不得不的方法，我必須要對服務員說聲對不起，我不姓尤，號稱花上十幾億的軟體系統工程，不僅是對我個人家族的汙衊，對五十二萬原住民而言是汙辱、貶抑。如果是達悟族的朋友要辦理出生登記呢？（一生要改三次名）還是排灣族的辦理出生登記（個人名之後還有宗族名）？豈不要花上一天半天的！簡直是擾民的系統嘛！」為此；台北市議會會期質詢期間，議員還輪番質詢民政局局長跟原民會主委，娃娃是不是很有流量，還接受電子媒體的專訪！ https：//youtu.be/3r5QE9zgUXU?t=6

複製點選以上網址，出現「臻華，尤命和媽媽的溝通」就會聽到娃娃七八個月跟小茵媽媽的對話，這可能是娃娃這輩子能回憶她媽媽的聲音了。最後值得一提的是，對於同年齡之間的人際關係，娃娃就從容許多，也處理得很好，表現的有人緣，這或許是因為我長期在露營區工作，娃娃常常跟媽媽一起到露營區幫忙，在露營區就可以認識很多不同的小朋友，她們可以在一起玩耍，學習一起玩遊戲躺草皮，一起游泳……所以造就他不怕生的個性。

當娃娃在幼兒園中班時，第一次上幼稚園，媽媽親自帶她去上課，到了學校一般都是小朋友會捨不得媽媽離開，她擔心娃娃，所以一直待在教室裡面，娃娃一進去根本就沒有想到媽媽還在旁邊，就跟所有的同學一起打鬧玩耍，後來看到媽媽還在教室中，就說：「媽媽，你怎麼還沒有回去呢？」

小茵覺得有點靦腆難為情，娃娃就說，那不然妳到教室外面好了。媽媽也只好到外面去，過了一段時間以後小茵才自己慢慢離開，這一點就跟一般的小朋友不一樣，第一次上學一定會哭鬧，但是娃娃卻不是，真是一個很成熟勇敢的小孩。

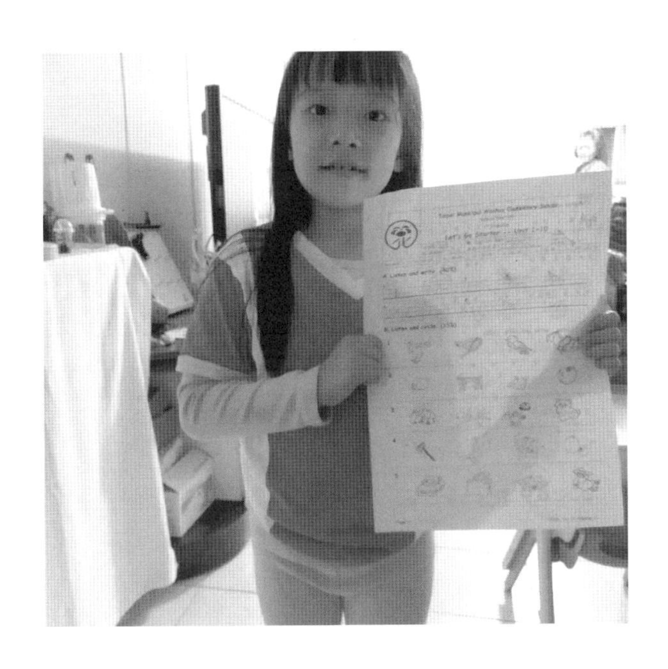

附記

親朋好友的懷念

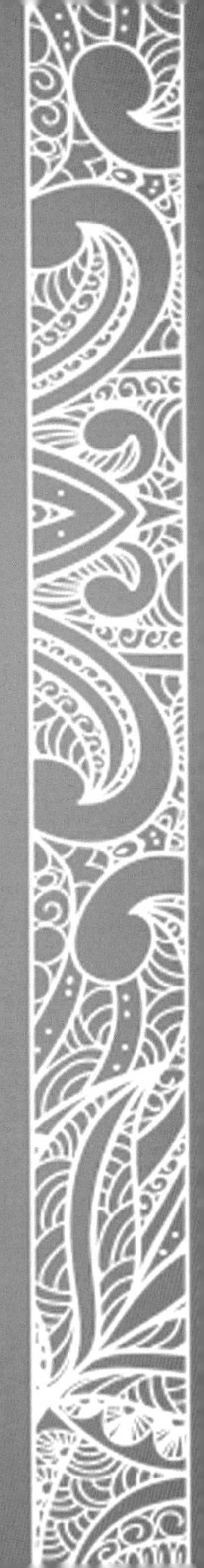

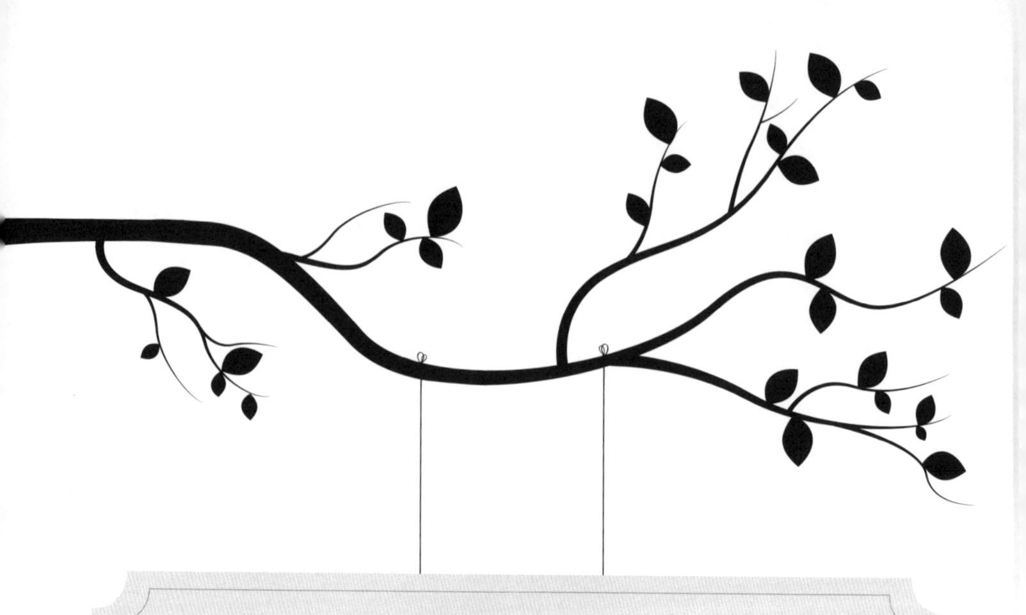

美麗的相遇

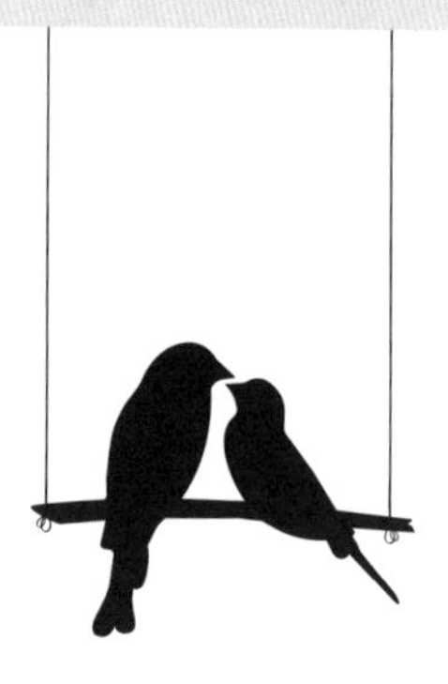

開朗樂觀是對小茵的初次印象，小茵很健談，真誠善良以及樂交朋友的天性，讓慢熟的我對她也沒有距離，聊過幾次很快熱絡起來。

喜歡在兒童活力排中聽小茵說故事，除了生動的在孩子面前演繹故事情節，又能在故事主角遇到難處時，適時帶入呼求主，向主禱告尋求幫助，將平凡小故事，活化為絕佳屬靈教材，從這樣的服事讓我看到姐妹愛主，生活中就是常常尋求主聯於主，因此她在服事時，自然而然能夠將平日的操練展覽給孩子們看 。成為孩子們愛主的美好榜樣！

雖然小茵已經被主接走，但生前流淚撒種，生命的種子已然種在女兒臻華裡面，立下根基，相信生命將來會在合適的時機成熟，有朝一日臻華也能長成愛主服事主的姐妹，像母親一樣成為眾人的福源，讚美主！

—瑩慧姊妹

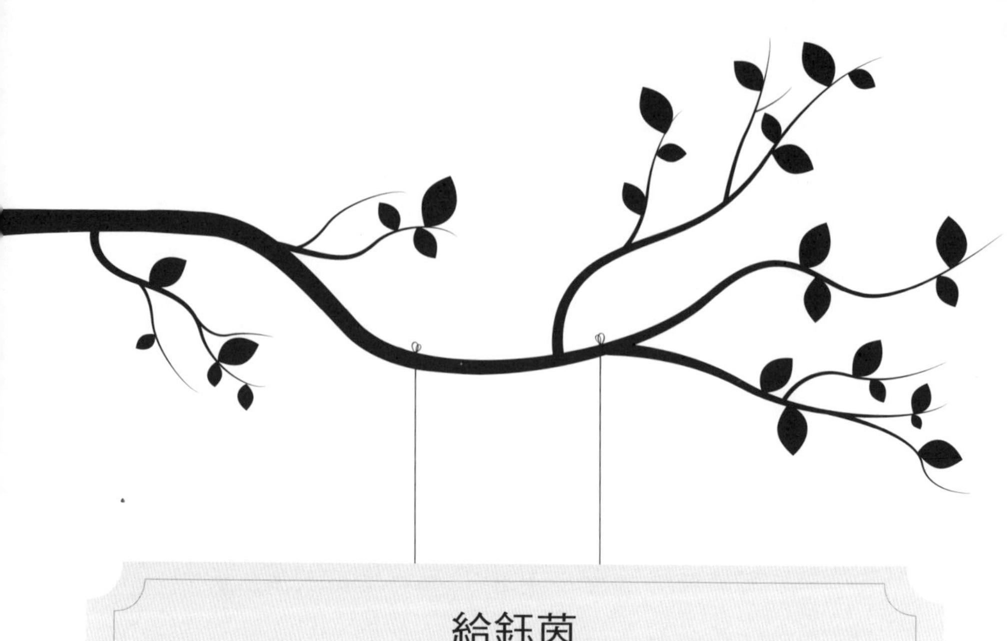

給鈺茵

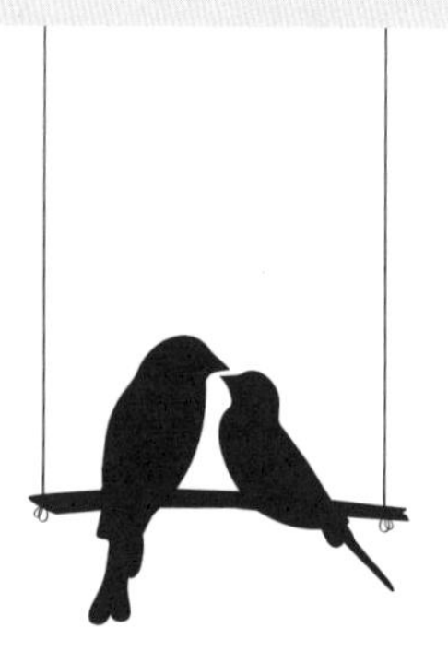

妳的笑容總是燦爛動人。

妳的心思總帶給人溫暖。

感謝主 讓妳出現在我們召會生活中與我們同享這主賜下的福份，即便短暫卻也留下永恆。

主的恩賜世世代代。

盼望神的愛再度將妳此生最愛的尤命弟兄與娃娃走在神的愛中同奔跑屬天賽程。

—蕙玲姊妹

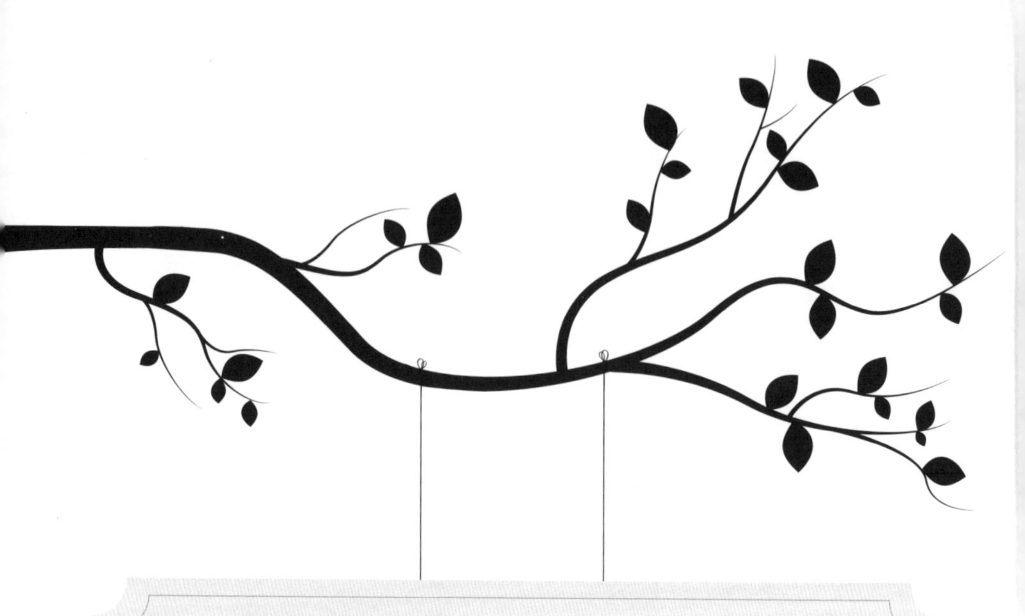

愛不會消失！愛是永不止息！

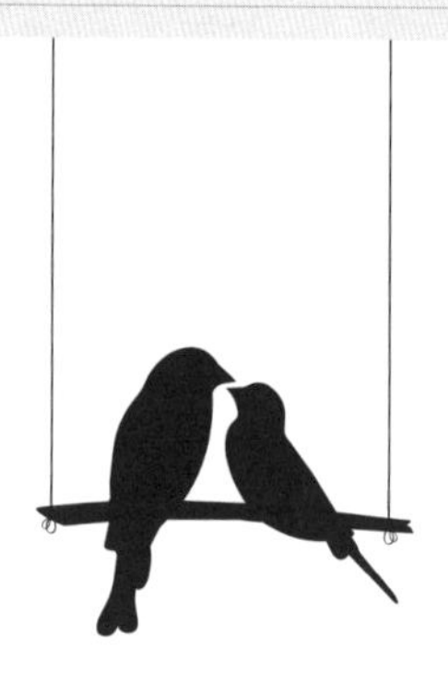

親愛的小茵，好久不見！我好想你！會認識你就在那奇妙的豆花店～還記得在一個陽光燦爛的下午，我帶樂樂來吃檸檬花生豆花～你們一家人就走了進來，我們打了招呼，我表明了我是基督徒，你居然也回說～我也是，只是我還沒受浸！還記得你留給我小紙條～上面寫著你的名字：陳鈺茵＋電話！一切都還是那邊清晰在我的腦海裡！一開始我告訴自己你只是去了很遠的地方旅行，有一天我們還會在碰面！有好的錯綜複雜的感覺在我裡面，我一直覺得我們很像～很開朗外向，我們都是家中的老大，習慣將好多事好自己的身上扛，越認識你越發現你懂的好多！好喜歡與你聊天！

還記得我們有一天的晚上坐在你家公園下面的搖搖椅上面為著你的弟兄能從南投回來北投過生活禱告！也為了能有更多時間陪伴娃娃！主也真的垂聽我們的禱告，好快的你弟兄開始要結束南投的露營區要搬回來北投！之後你自己跟主有越來越多的經歷與禱告！終於你成為神的兒女！在會所受浸受到大家的祝福！知道你的生病病痛的折磨，一天比一天痛苦，我們真的束手無策，只能為你一直禱告！雖然認識你的時間不長，但總感覺好像親人一樣！還記得我們一起為孩子兒童排講故事，準備聖誕禮物！我們在苗栗吃的芒果冰！姐妹們的火鍋相調！一起去烤肉玩水！一點一滴都在我們的心裡！

愛不會消失！愛是永不止息！
主耶穌（告白）你。
我們也愛（告白）你。
娃娃～你真的是一個很貼心的孩子！
召會是你永遠都家！
大家都是你的親人！
不要忘記有一個愛你的天父爸爸，你可以凡事向祂。
訴說！

—又婕姐妹

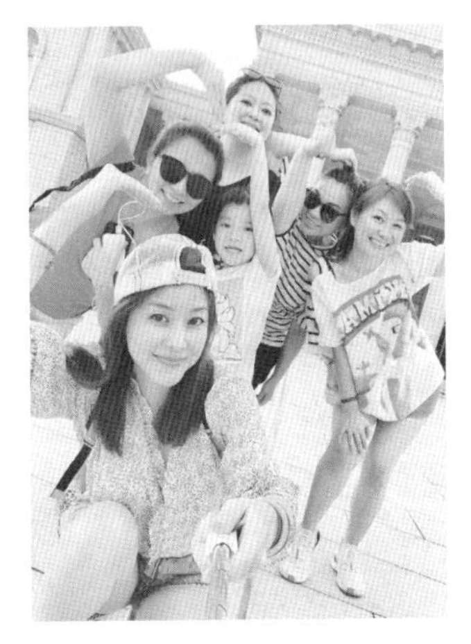

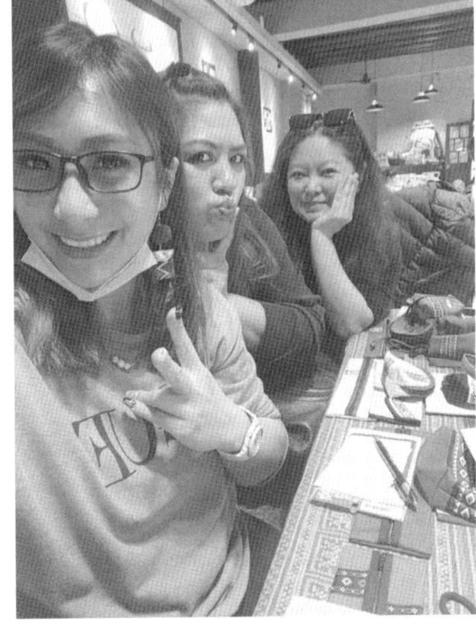

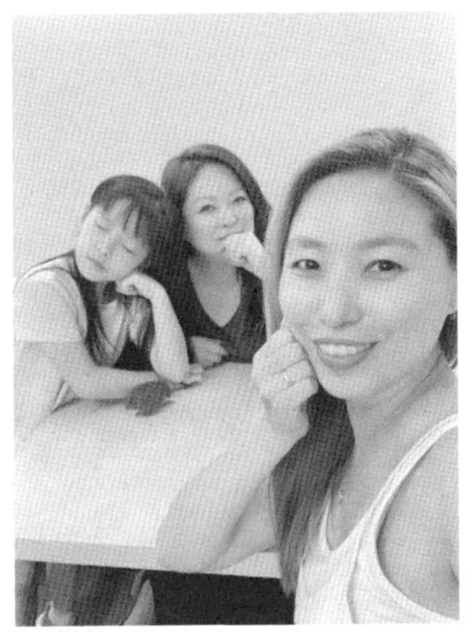

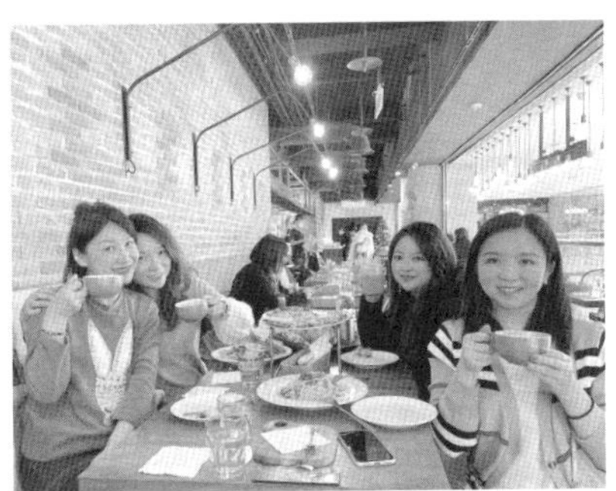

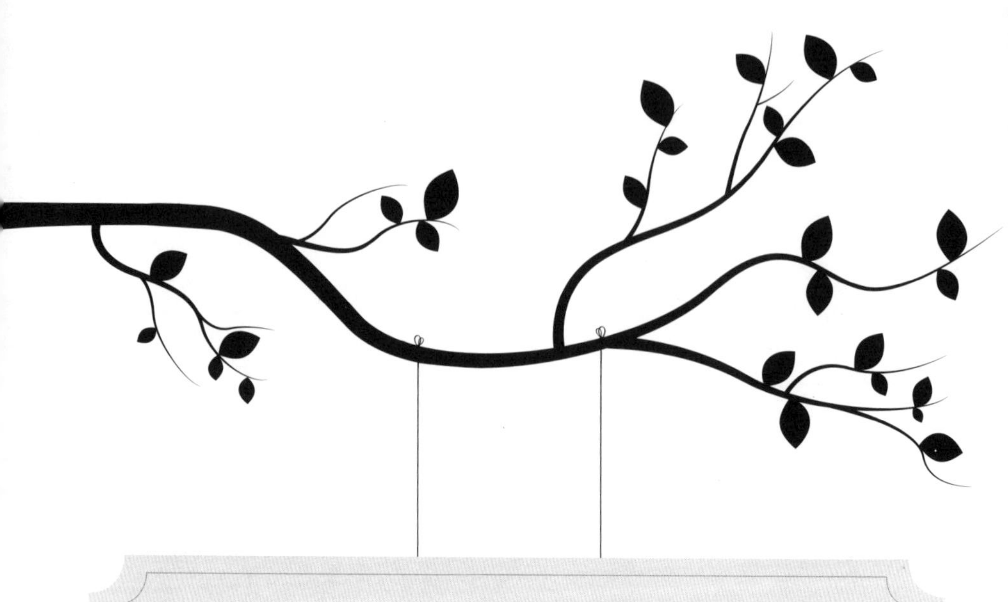

給天上的小茵

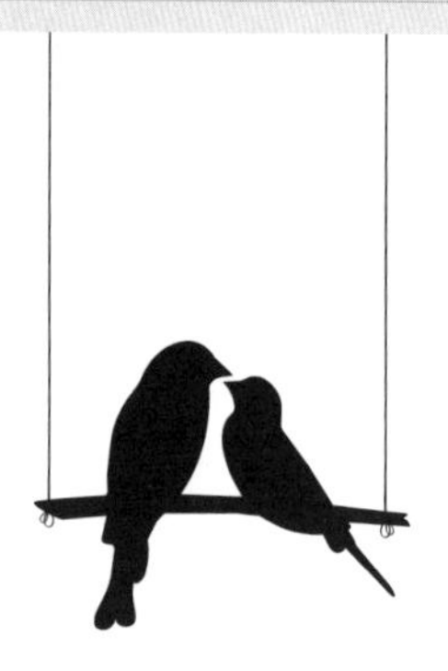

親愛的小茵：

好久不見你！想念你……想念你的聲音！想念你的溫柔良善！想念你的甜美的笑容！想念你的善解人意！想再見你的面容……如今雖無法再看見你的面容，但心中總是平靜的，知道你是安睡的，知道你是沒有身體的疾病的，知道你不再有痛苦的，知道你已經安息在主的懷裡，知道這對你是好的無比的，因為你已經不在這世上了，息了這地上的勞苦愁煩，那日我們會再相見。今生很高興認識你遇見你，在神家裡成為親人成為姐妹，主耶穌愛你！我們都愛你。謝謝你！今生你來到我們生命中……我深信我們會在主裡再相聚，我們要再一起唱著詩歌，一起歡樂阿們的聲音響徹雲霄。愛你！

—曾韋瑄姊妹

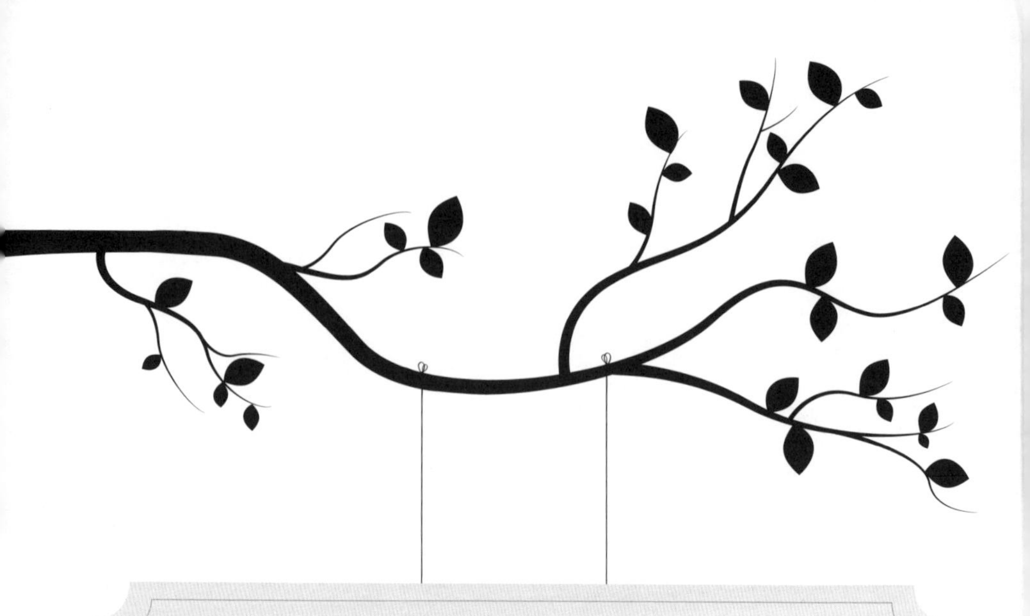

在主身邊的妳好嗎？

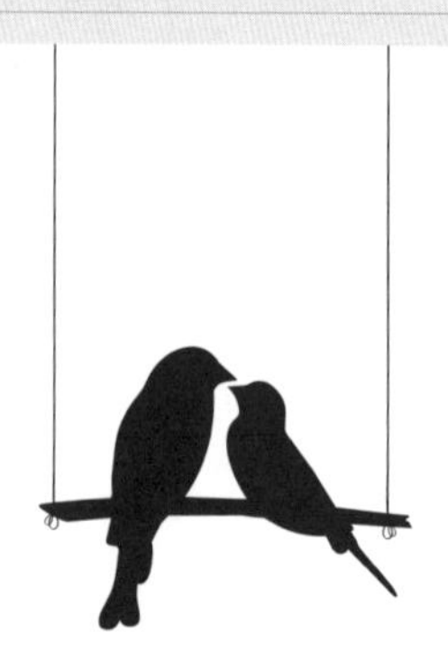

小茵，在主身邊的妳好嗎？

到現在還是很想念妳

我們的重逢對我而言是奇蹟，妳的驟逝對我而言是打擊

到現在想到妳還是會紅了眼眶

妳爽朗的笑聲、跟我一樣的急促腳步和急性子，這些我依舊懷念，太多話想跟妳說，期許夢裡見。

給人間思念母親的娃娃

親愛的娃娃：

主耶穌愛你！我們也愛你！媽媽更是愛你的，還有許多愛你的家人，尤其是主耶穌最愛你了！因為媽媽現在就在祂的身邊安睡！她就不再受身體疾病的痛苦……雖然你看不到媽媽，但是她永遠活在你裡面喔！因為你身上有媽媽的細胞，漸漸地在你裡面長大，當你想念他的時候，看看鏡子裡你自己的模樣，就像媽媽的模樣。這是媽媽留下來永遠的最美麗的禮物，她會一直的陪伴著你。願你健康的長大。

一露曉比

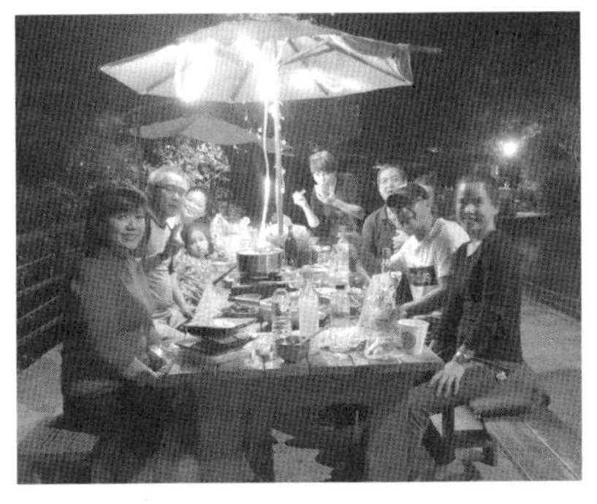

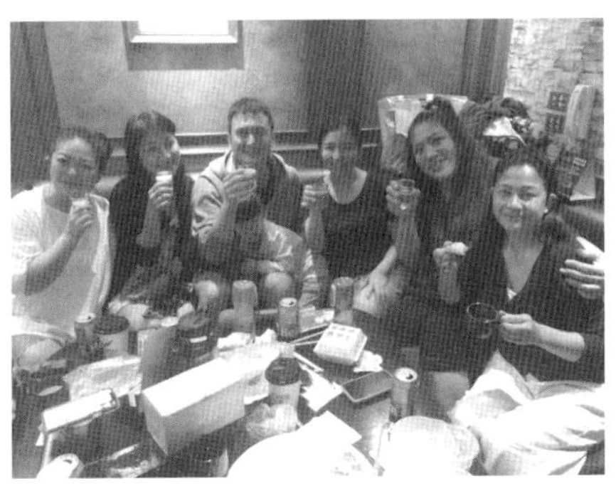

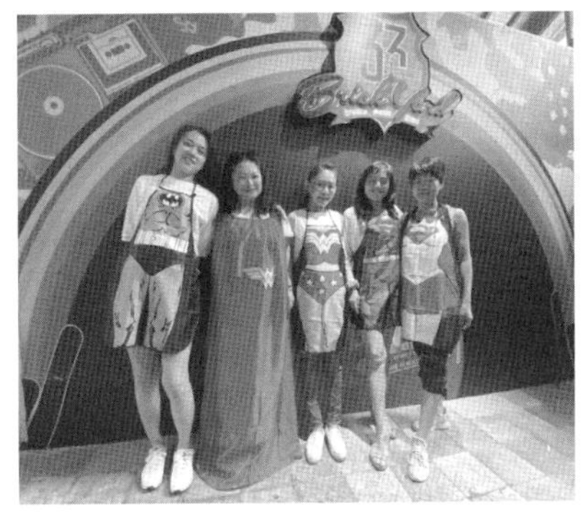

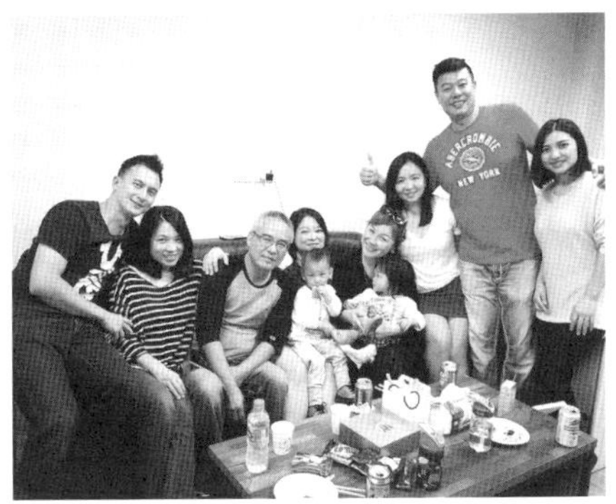
ABERCROMBIE
NEW YORK

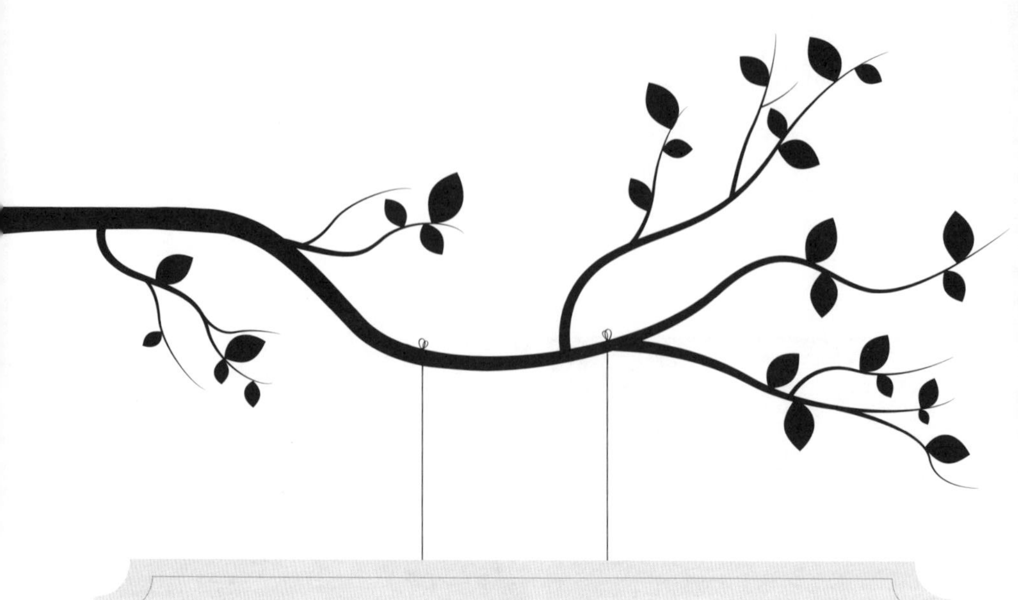

我想妳了

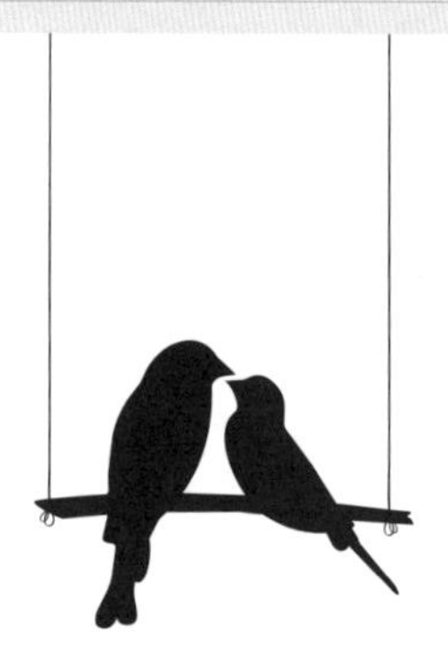

想念妳的溫柔、妳的微笑、妳的幽默。

妳在那個國度裡，過的好嗎？

那邊美嗎？那邊有交到朋友嗎？

妳能讓我們在夢中見見妳嗎？

千言萬語的話想對妳說。

也想跟妳笑笑的聊著天。

妳看。

娃娃很努力的認真學習。

姐夫很充實的過每一天。

有空要記得回來看看我們唷！

—又琳

國家圖書館出版品預行編目資料

一生所愛：妳在彩虹那端等我/尤命・蘇樣著. -- 初版. -- 臺北市
: 博客思出版事業網, 2023.02
面；　公分（心靈勵志；60）
ISBN 978-986-0762-42-6(平裝)
1.CST: 癌症 2.CST: 夫妻 3.CST: 通俗作品
417.8　111021388

心靈勵志60

一生所愛—妳在彩虹那端等我

作　　者：尤命・蘇樣
主　　編：張加君
編　　輯：陳勁宏
美　　編：陳勁宏
校　對：古佳雯、楊容容
封面設計：陳勁宏
出　　版：博客思出版事業網
地　　址：臺北市中正區重慶南路1段121號8樓之14
電　　話：(02) 2331-1675 或 (02) 2331-1691
傳　　真：(02) 2382-6225
E - MAIL：books5w@gmail.com或books5w@yahoo.com.tw
網路書店：http://bookstv.com.tw
https://www.pcstore.com.tw/yesbooks
https://shopee.tw/books5w
博客來網路書店、博客思網路書店
三民書局、金石堂書店
經　　銷：聯合發行股份有限公司
電　　話：(02) 2917-8022　　傳真：(02) 2915-7212
劃撥戶名：蘭臺出版社　帳號：18995335
香港代理：香港聯合零售有限公司
電　　話：(852) 2150-2100　　傳真：(852) 2356-0735
出版日期：2023年2月 初版
定　　價：新臺幣280元整（平裝）
ISBN：978-986-0762-42-6